당신의 장은
안녕하신가요?

大丈夫! 何とかなります 腸内環境は改善できる

© Tsuneo Matsuike 2020

Originally published in Japan by Shufunotomo Co., Ltd.

Translation rights arranged with Shufunotomo Co., Ltd.

Through Danny Hong Agency.

당신의 장은 안녕하신가요?
-장내 환경을 개선하는 최고의 습관

1판 1쇄 발행 2023년 4월 10일

지은이 마쓰이케 쓰네오

옮긴이 오세웅

펴낸이 이수정 | 펴낸곳 북드림

등록 제2020-000127호

주소 경기도 남양주시 다산순환로20 C동 4층 49호

전화 02-463-6613 | 팩스 070-5110-1274

도서 문의 및 출간 제안 suzie.lee@bookdream.kr

ISBN 979-11-91509-36-6 (03510)

당신의 장은 안녕하신 가요?

장내 환경을 개선하는 최고의 습관

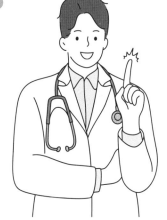

마쓰이케 쓰네오 지음

오세웅 옮김

시작하며

장은 우리가 먹은 것을 소화해 영양을 흡수하고 불필요한 것을 배출하는 장기(臟器)일 뿐이라고 생각하는 사람이 많습니다. 이는 장이 하는 일을 단순하게 보기 때문입니다.

하지만 많은 연구를 통해 장은 면역력을 키워 질병을 예방하는 중요한 역할을 한다는 사실과 장내 환경을 개선하면 우리 몸 구석구석에 대단히 긍정적인 영향을 끼치는 등 놀라운 작용을 한다는 사실이 밝혀졌습니다.

면역력은 주로 '소장'이 담당하고, 장내 환경은 대부분 '대장'이 관여합니다. 즉 소장과 대장은 각각 다른 역할을 담당하고 있습니다.

1장에서는 소장과 대장의 기능을 살펴보고, 각각의 기능이 떨어지면 어떤 위험이 있는지 설명하겠습니다. 2, 3, 4장에서는 소장과 대장에 좋은 음식과 운동, 생활 습관 등 일상생활에서 장 기능을 좋게 만드는 방법을 알아보겠습니다.

감기나 인플루엔자, 신종 코로나바이러스 감염증을 비롯해 미래에는 더 많은 바이러스, 세균, 질병에 직면할 수 있습니다. 이럴 때 소장이 건강해서 면역력을 충분히 발휘할 수 있는지 혹은 대장이 건강해서 장내 환경이 바람직한 상태로 유지되는지는 대단히 중요합니다. 소장과 대장을 쾌적한 상태로 유지하는 것은 우리 몸 그 자체의 건강과 직결되기 때문입니다.

이 책에 담은 장내 환경을 개선하는 지식을 통해 일상의 식사와 생활 습관을 바꾼다면 당신의 장이 편안해지고 면역력이 높아질 것입니다. 당신의 장이 언제나 안녕하기를 바랍니다.

마쓰이케 쓰네오(마쓰이케클리닉 원장)

Preface 시작하며 … 04

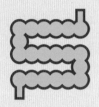

왜 '장'이 중요할까?

01 장에 관해 얼마나 알고 있나요? … 14

02 소장과 대장의 역할은 다르다 … 16

03 영양분과 수분의 90%는 소장에서 흡수된다 … 18

04 면역 세포의 60%가 소장에 집중되어 있다 … 20

05 소장이 제 기능을 발휘해야 면역력이 향상된다 … 22

06 장내 환경을 구성하는 대장의 세 가지 요소 … 24

07 면역력에 관여하는 장내 세균 삼총사 … 26

08 소장과 대장이 '제2의 뇌'인 이유 … 28

09 소장의 면역 억제 T세포가 알레르기 질병을 예방한다 … 30

10 대장의 기능 저하로 인한 증상 1 - 변비 … 32

11 대장의 기능 저하로 인한 증상 2 - 암 … 34

12 소장·대장의 기능 저하로 인한 증상 1 - 설사 … 36

13 소장·대장의 기능 저하로 인한 증상 2 - 감염증 … 38

column 장내 환경의 악화 원인은 무엇일까 … 40
column 장내 환경 악화로 인한 증상에는 무엇이 있을까 … 41

14 당신의 장은 건강한가요? … 42

15 쾌장을 위한 포인트 1 식사로 장의 힘 키우기 … 44

16 쾌장을 위한 포인트 2 생활 습관 되돌아보기 … 46

17 쾌장을 위한 포인트 3 스트레스 완화·해소하기 … 48

18 쾌장을 위한 포인트 4 운동하기 … 50

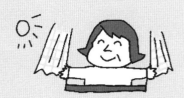

 2장

식사가 장 건강을 결정한다

01 아침 공복 물 한 컵이 대장을 깨운다 … 52

02 뇌를 쉬게 하고 대장의 작용을 활성화하려면 점심시간을 활용하라 … 54

03 대장의 리듬을 깨지 않는 비법 - 저녁은 가볍게, 야식은 제한 … 56

04 쾌장을 위한 장내 리셋 - 수분 단식하기 … 58

05 쾌장을 위한 한식+지중해식 식단 … 60

06 쾌장을 위한 두 가지 식이 섬유 섭취법 … 64

07 글루타민과 식이 섬유 부족은 면역력 약화의 원인 … 66

08 노화, 질병을 초래하는 활성 산소는 채소 섭취로 해결 … 68

09 엄격한 당질 제한식이 변비와 장 스트레스를 유발할 수 있다 … 70

10 몸에 좋다는 현미가 위장에 부담을 주고 변비를 악화시킨다 … 72

11 과다한 육류 섭취는 주의할 것 - 주 2~3회가 적당하다 … 74

12 외식 및 편의점 음식을 선택하는 요령 … 76

13 술은 적당히! 과음은 변비, 설사의 원인 … 80

14 아침 식사와 배변을 루틴으로 만드는 법 … 82

15 식이 섬유의 비율이 이상적인 키위의 변비 해소 효과 … 84

16 식이 섬유와 마그네슘이 풍부한 바나나의 효과 … 86

17 매일 사과 먹는 습관으로 장내 디톡스 효과 UP! … 88

18 비타민 C가 풍부한 과일로 장의 힘 UP! … 90

19 장과 혈관이 좋아하는 양파로 장의 힘 UP! … 92

20 쾌장 채소 삼총사 양파, 양배추, 당근으로 장의 힘 UP! … 94

21 식이 섬유가 풍부한 해조류와 버섯으로 장의 힘 UP! … 96

22 참치, 고등어, 정어리, 꽁치 같은 생선 위주의 반찬으로 장의 힘 UP! … 98

23 새싹보리로 장내 이로운 균을 늘려 면역력 UP! 심장병 위험 DOWN! … 100

24 식물성 유산균이 풍부한 발효 채소 절임으로 장내 환경 개선! … 102

25 단백질, 칼슘, 비타민이 풍부한 요거트 먹을 때 유의할 점 … 104

26 올리브유와 엑스트라 버진 올리브유의 차이 … 106

27 항산화 물질이 풍부한 따뜻한 코코아차로 장 냉증 예방·개선 … 108

28 올레인산, 비타민 E가 많은 견과류로 장의 힘 UP! … 110

29 장 건강에 좋은 페퍼민트, 계피, 생강의 효과 … 112

column 장에 좋은 음식, 더 살펴볼까 … 114

column 왜 여행지에서는 변비에 잘 걸릴까 … 116

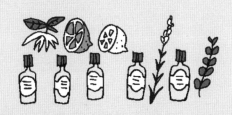

올바른 생활 습관이 쾌장을 만든다

01 쾌장을 위한 습관 1 기상 후 물 한 컵 마시기 … 118

02 쾌장을 위한 습관 2 아침 식사 30분 후 배변하기 … 120

03 쾌장을 위한 습관 3 과도한 냉방·난방 하지 않기 … 122

04 쾌장을 위한 습관 4 식후 30분간 낮잠 자기 … 124

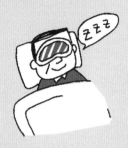

05 쾌장을 위한 습관 5 따뜻한 물에 목욕하기 … 126

06 쾌장을 위한 습관 6 아로마 목욕하기 … 128

07 쾌장을 위한 습관 7 주 1~2회 장 마사지하기 … 130

08 쾌장을 위한 습관 8 10분 족욕하기 … 132

09 쾌장을 위한 습관 9 아로마 테라피 … 134

10 쾌장을 위한 습관 10 페퍼민트 온찜질하기 … 136

11 쾌장을 위한 습관 11 쾌장을 만드는 음식 먹기 … 138

12 부교감 신경을 자극하여 쾌장을 만드는 음악과 색채 요법 … 140

13 스트레스를 완화해 긴장을 풀어주는 하모니, 코러스, 아카펠라 … 142

14 장 활동을 촉진하는 명상법 … 144

15 수면의 질이 나쁘면 장내 환경이 악화된다 … 146

16 과도한 스마트폰 사용은 장 건강에도 악영향을 끼친다 … 148

17 지나친 변비약 의존은 부작용이 따른다 … 150

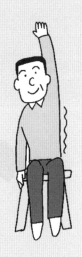

4장

장의 힘을 키우는 가벼운 운동과 스트레칭

01 몸을 움직이면 장운동도 UP! 1회 30분 걷기의 효과 ⋯ 154

02 일상생활 속 장을 위한 운동 - 걷기, 계단 이용하기 ⋯ 156

03 장 냉증 개선과 하체 단련에 좋은 스텝 박스 운동 ⋯ 158

04 쾌장을 만드는 하늘 자전거 타기 ⋯ 160

05 장의 활동을 도와주는 복근 운동 ⋯ 162

06 위장 컨디션이 좋아지는 드로인 운동 ⋯ 164

07 튼튼한 장을 만드는 3분 복식 호흡 ⋯ 166

08 장이 편안해지는 스트레칭 ⋯ 168

09 장내 가스를 빼주는 복부 비틀기 스트레칭 ⋯ 170

10 장에 고인 가스를 빼주는 장 마사지 4가지 ⋯ 172

column 1년 중 1월과 8월은 변비에 걸리기 쉬운 달 ⋯ 176

column 변비가 없어야 오래 산다 ⋯ 177

왜 '장'이 중요할까

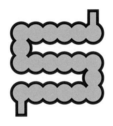

1장에서는 소장과 대장의 역할을 알아보고
면역력과의 상관관계를 살펴봅니다.
소장과 대장의 기능에 문제가 생기면 어떤 질병에
노출되는지를 알아보면서 지금 당신의 소장과 대장의
건강 상태를 체크해 보세요.

장에 관해
얼마나 알고 있나요?

우리가 먹은 음식은 십이지장, 소장, 대장 순으로 이동한다

입, 인두, 식도를 지나 소장, 대장에서 항문까지를 소화관이라고 부릅니다. 우리 몸속 소화관의 길이는 신장의 약 5~6배로 900cm에 달합니다. 소장, 십이지장, 대장을 합친 길이는 약 875cm로 소화관 전체 길이의 95%를 차지합니다. 그중 소장의 길이는 약 700cm로 장 중에서 가장 깁니다. 아파트 2층 높이와 엇비슷하지요. 그러면 각 소화관의 작용을 살펴보겠습니다.

- **입** 음식을 잘게 부숴 타액과 섞어 식도로 보낸다.
- **식도** 입에서 흘러온 음식을 위로 넘긴다.

- **위** 음식이 들어오면 위액을 분출해 잘게 부순다.

- **소장** 십이지장, 공장(空腸), 회장(回腸)으로 구성된다.

  십이지장 위에서 보내온 음식물에 담즙, 췌액(이자액)을 섞어 공장, 회장으로 보낸다.

  공장·회장 십이지장에서 소화된 음식물을 더 작게 분해해 영양소를 흡수하고 나머지는 대장으로 보낸다.

장의 구조

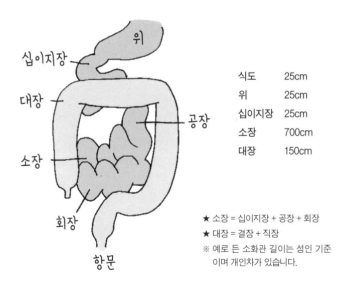

식도	25cm
위	25cm
십이지장	25cm
소장	700cm
대장	150cm

★ 소장 = 십이지장 + 공장 + 회장
★ 대장 = 결장 + 직장
※ 예로 든 소화관 길이는 성인 기준이며 개인차가 있습니다.

소장과 대장의
역할은 다르다

소장은 소화·흡수·면역, 대장은 배설을 담당한다

앞에서 살펴보았듯이 장은 크게 소장과 대장으로 나뉘고 각각의 역할이 다릅니다. 한 번 더 소장과 대장의 역할을 간단히 알아보겠습니다.

● **소장의 역할**

영양분 흡수

위에서 소화된 음식물을 더 잘게 부숴 음식물의 주된 영양분을 흡수하는데, 특히 입으로 섭취한 수분의 90%가 소장에서 흡수됩니다.

면역 작용

우리 몸에 존재하는 림프구의 약 60%가 소장의 장관(腸管)에 집중되어 있습니다. 장(소장)을 '면역의 핵심'이라고 말하는 이유입니다.

● 대장의 역할

배설

소장에서 흡수되지 않고 남은 음식물의 잔여물은 대장(결장+직장)으로 보내집니다. 천천히 시간을 들여 결장을 통과하지요. 그 과정에서 남아 있던 수분과 미네랄이 조금씩 흡수되고, 딱딱해지면서 변이 됩니다. 변은 직장으로 보내진 뒤 몸 밖으로 배설됩니다. 그런데 변은 음식물의 분해 덩어리만은 아닙니다. 장내 세포와 죽은 세포, 벗겨진 장벽도 변에 포함되지요.

장내 세균총

대장에는 많은 세균이 살고 있습니다. 그중에는 이로운 균뿐만 아니라 해로운 균도 있지요. 그래서 장내 세균총의 균형이 무너지면 장내 환경을 악화시키는 원인이 됩니다.

영양분과 수분의 90%는
소장에서 흡수된다

소장은 음식물을 소화하고 영양분과 수분을 흡수한다

소장의 대표적인 기능은 음식물을 소화·흡수하는 것입니다. 위에서 소화된 음식물은 소장으로 이동하면서 더 잘게 부서지는데 이때 소장은 몸에 필요한 영양분, 수분을 흡수합니다. 그다음 대장에 오면 불필요한 것은 변(便)이 되어 체외로 배출됩니다. 이 과정을 조금 더 자세히 살펴보겠습니다.

먼저 입으로 들어온 음식물은 식도를 거쳐 위로 가고 위액이 분비되면서 소화됩니다. 그리고 걸쭉한 상태에서 십이지장으로 들어가지요. 그러면 쓸개에서는 지방을 분해하는 쓸개즙이, 췌장에서는 탄수화물·단백질·지방을 분해하는 췌액이 분비되면서 한층 소화가 활발해집니다. 음식물(소화물)이 소장의 융모(소장 안쪽의 점막에 붙어 있는 돌기)에 닿으면 소화 효소가 분비되면서 소화가 한층 진전되고 융모의 모세 혈관을 통해 체내로 흡수됩니다.

영양분의 90%는 이처럼 소장에 흡수되면서 간장을 비롯해 우리 몸의 장기로 운반됩니다. 수분의 90%도 소장에서 재흡수됩니다. 이러한 소장에는 우리 몸의 면역 세포 중 60%가 집중되어 있는데 이를 '장관 면역'이라고 부릅니다. 면역에 관해서는 다음 장에서 살펴보겠습니다.

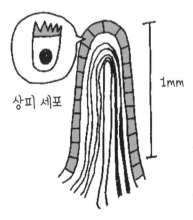

장 융모의 단면

상피 세포

1mm

★ 소장 안쪽에는 두께 0.2~0.3mm, 길이 1mm 정도의 융모가 빼곡히 자리 잡고 있습니다.

★ 융모의 표면에는 영양분 흡수를 위한 상피 세포가 있습니다.

면역 세포의 60%가
소장에 집중되어 있다

면역력이 높으면 질병에 잘 걸리지 않고, 중병으로 이어지지 않는다

이는 근거가 있는 말입니다. 바이러스 같은 외부의 적이 몸에 들어오거나, 암세포 등의 이물질이 발생했을 때 우리 몸은 자력으로 적을 물리칠 수 있는 능력을 갖추고 있습니다. 바로 면역력이지요. 면역에 관련된 세포(림프구)의 약 60% 이상이 소장에 집결되어 있습니다.

2020년 초부터 감염이 시작되어 전 세계에 긴급 사태를 초래한 신종 코로나바이러스(코로나19) 감염증을 예로 들어보겠습니다. 코로나19는 중증으로 악화하면서 목숨을 잃는 사람이 있는 반면, 감염되어도 증상이 나타나지 않아 자신이 감염되었는지조차 모르는 사람, 감염되었지만 심한 감기 정도로 끝난 사람도 많습니다.

똑같은 바이러스가 원인인 감염증에 걸려도 이렇듯 결과가 다른 이유는 무엇일까요? 여기에는 여러 추측이 많지만, 각 개인이 가진 면역력의 차이를 무시할 수 없습니다. 우리를 둘러싼 환경에는 수많은 바이러스와 세균이 존재합니다. 눈에는 보이지 않지만 우리의 피부, 목과 콧속, 입속에도 많은 바이러스와 세균이 있습니다.

하지만 우리 몸의 면역력이 이들 바이러스와 세균을 이긴다면 큰 질병으로 이어지지 않습니다. 암세포도 우리 몸에서 매일 발생하지만 림프구가 그것을 발견, 공격해 증식을 억제합니다. 말하자면 우리

면역력은 장 건강에 달려 있다!

가 건강하게 생활할 수 있는 까닭은 면역력 덕분입니다. 이렇게 중요한 면역을 좌우하는 면역 세포의 60% 이상이 소장에 집중되어 있기에 소장의 역할이 중요합니다.

소장이 제 기능을 발휘해야
면역력이 향상된다

해로운 병원체가 인체에 침입하면 소장의 림프구가 방어한다

장관의 점막에는 면역 기능을 담당하는 림프구가 모인 장 특유의 조직(장 관련 림프 조직)이 있습니다. 장 관련 림프 조직은 '페이에르판'(소장), '상피 내 림프구'(소장·대장), '점막고유판 림프구'(소장·대장)로 구성됩니다. 이 세 가지 중 핵심은 페이에르판입니다.

장관 면역이 왜 놀라운가 하면 몸에 해로운 것과 이로운 것을 분별하는 능력이 있기 때문입니다. 바이러스, 세균 같은 병원체가 몸에 침입하면 장관 면역이 '이건 해로워!'라고 판단합니다. 그러면 소장에 있는 페이에르판의 림프구가 움직여 병원균을 무력화시킵니다. 반면에 음식처럼 영양분이 되거나 장내에 상주하는 균에 대해서는 몸에 필요하다는 판단을 내리고 공격하지 않습니다.

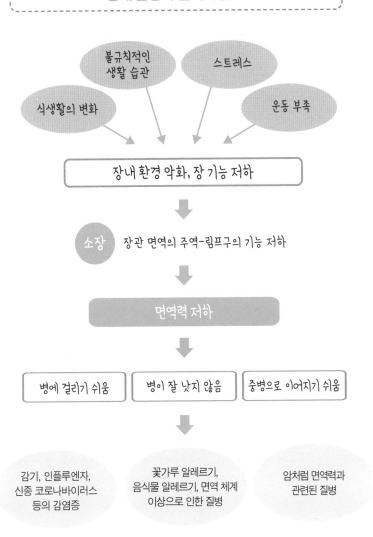

장내 환경과 면역의 관계

불규칙적인 생활 습관

스트레스

식생활의 변화

운동 부족

장내 환경 악화, 장 기능 저하

소장 장관 면역의 주역-림프구의 기능 저하

면역력 저하

병에 걸리기 쉬움

병이 잘 낫지 않음

중병으로 이어지기 쉬움

감기, 인플루엔자, 신종 코로나바이러스 등의 감염증

꽃가루 알레르기, 음식물 알레르기, 면역 체계 이상으로 인한 질병

암처럼 면역력과 관련된 질병

장내 환경을 구성하는
대장의 세 가지 요소

장내 세균은 대부분 대장에 존재한다

장은 크게 소장과 대장으로 구성되며, 이 둘은 각기 중요한 역할을 맡고 있습니다. 소장은 주로 면역 기능과 관련되며, '장내 환경을 개선하자'고 할 때의 장내 환경은 대개 대장의 환경을 말합니다.

식생활, 생활 습관의 변화로 장내 환경(대장)의 균형이 깨진 사람이 늘고 있는데 장내 환경에 영향을 주는 것은 다음과 같습니다.

● **식생활의 내용**

장내 환경은 어떤 음식물을 먹느냐에 따라 크게 좌우됩니다. (장내 환경을 쾌적하게 만드는 음식과 섭취 방법은 2장에서 자세히 설명합니다.)

● 장관 기능(장의 작용)

연동 운동(장이 수축과 이완 운동을 반복해 소화한 음식물을 체외로 배출하는 작용), 위 결장 반사(음식물이 위에 들어가 팽창하면 반사적으로 장이 수축하여 변을 직장으로 내보내는 작용), 직장 반사(소화된 음식물이 직장에 도달하면 뇌에 자극을 보내 대변 징후를 느끼게 하는 작용)를 장관 기능이라고 합니다. 이 모든 기능이 제대로 작동하면 장내 환경이 건강한 상태로 유지됩니다.

● 장내 세균총

장내 세균총은 장에서 생활하는 미생물을 말하며, 장의 항상성과 기능을 유지하는 데 꼭 필요합니다. 장에는 박테리아 등을 비롯해 100종 이상의 미생물이 존재합니다. 장내 세균은 주로 대장에 있으며, 대장과 소장에 존재하는 세균은 그 종류와 양이 각각 다릅니다.

장내 환경이 장내 세균총이라고 잘못 알고 있는 사람이 많습니다. 그러다 보니 '유산균으로 장내 환경의 균형을 유지하면 장 건강이 좋아진다'라고 확신하는 사람들도 있지요. 하지만 장내 세균총은 장내 환경을 갖추는 하나의 요소에 불과합니다. 자신의 식생활을 되살펴 보고 대장의 장내 세균총을 개선하는 것도 물론 중요합니다. 그러나 한쪽으로 치우치면 안 됩니다. 장관 기능에 효과적인 식사는 물론이고 생활 습관까지 염두에 두어야 비로소 장내 환경을 쾌적하게 만들 수 있습니다.

면역력에 관여하는
장내 세균 삼총사

대장에는 유익균, 유해균, 중간균이 존재한다

장내 환경에 영향을 끼치는 장내 세균은 크게 세 가지로 나눌 수 있는데, 그중 대부분이 대장에 모여 있습니다.

● 유익균

장내 산성도 유지, 비타민 합성, 소화·흡수와 장관 운동의 촉진, 면역력을 강화하는 역할을 합니다.

● 유해균

장내 환경의 알칼리화 및 부패를 촉진하고 유해 물질, 발암 물질, 가스 생성을 유발해 면역력 저하를 가져옵니다.

● 중간균

환경에 따라 이로운 균이 되기도, 해로운 균이 되기도 하는 등 그때 그때 대세를 따릅니다.

장내 세균의 이상적인 비율은 '유익균 2 : 유해균 1 : 중간균 7'입니다. 이 상태를 유지하면 장은 건강하게 작동하고 면역력도 향상됩니다. 하지만 장내 세균의 균형이 깨져서 해로운 균의 비율이 증가하면 바이러스를 공격하는 힘이 떨어집니다. 말하자면 병에 걸리는 것입니다.

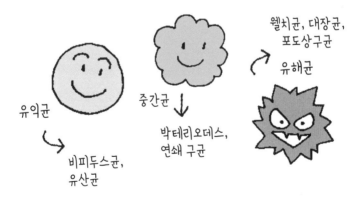

유익균 → 비피두스균, 유산균

중간균 ↓ 박테리오데스, 연쇄 구균

웰치균, 대장균, 포도상구균 유해균

소장과 대장이
'제2의 뇌'인 이유

장은 단독으로 장기에 지시를 내린다

'장은 제2의 뇌'라는 말을 많이 들었을 겁니다. 장이 어떻게 제2의 뇌가 될까요? 뇌 다음으로 장(소장·대장)에 신경 세포가 많아서입니다. 뇌에는 약 150억 개, 장에는 약 1억 개의 신경 세포가 존재한다고 알려져 있습니다.

신경 세포는 정보 처리, 정보 전달에 관련된 세포를 말합니다. 몸에서 뇌로, 혹은 뇌에서 몸으로 메시지를 송수신하는 역할을 하지요. 뇌는 행동, 생각의 사령탑입니다. 우리 몸은 뇌로부터 무수한 지시사항을 받아 움직입니다. 한편 장의 신경 세포는 사령탑의 지휘 체계와는 상관없이 단독으로 장기에 지시를 내려 움직이게 합니다.

가령 음식물이 장 내부를 통과하면 가까이 있는 신경 세포가 이를 감지해 '장관을 움직일 것'이라는 지시를 근육에 보냅니다. 그러면 장기가 수축·이완을 반복하는 연동 작용이 일어납니다. 그에 맞춰서 소화된 음식물이 십이지장, 소장, 대장, 항문의 순서대로 운반되는 것입니다. 이렇게 소장과 대장의 신경 세포는 뇌의 명령이 아닌 단독으로 근육에 지시를 내리므로 제2의 뇌라고 부릅니다.

다음은 소장, 대장의 기능 저하로 나타나는 주요 증상에 관해 알아보겠습니다.

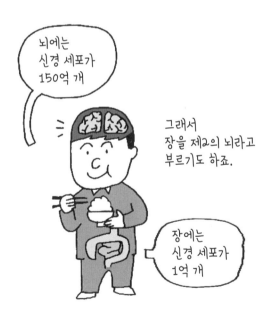

소장의 면역 억제 T세포가
알레르기 질병을 예방한다

소장에는 과잉 면역 반응을 억제하는 세포가 존재한다

꽃가루 알레르기, 식물 알레르기, 천식, 기침 같은 알레르기성 질환으로 고생하는 사람이 늘고 있습니다. 어릴 적에 너무 깨끗한 환경에서 자라면 알레르기 질환에 걸리기 쉽다는 학설(위생 가설)도 있지요.

알레르기 질환은 장에도 영향을 끼칩니다. 우리 몸에는 바이러스나 세균처럼 체외에서 이물질이 침입했을 때 그 적을 퇴치하려는 면역 기능이 있습니다. 이러한 면역 기능이 과잉 반응해 질병을 일으키는 것이 알레르기입니다.

소장에는 지나치게 활성화하는 면역 반응을 억제하는 면역 억제 T세포가 존재합니다. 그래서 면역 억제 T세포가 제대로 작동하면 면역 시스템을 흐트러뜨리는 알레르기 질병을 예방할 수 있다고 보는 것이지요. 알레르기 질병뿐 아니라 궤양성 대장염, 유전자와 관련된 질병도 면역이 과잉 반응한 탓에 생깁니다.

면역력이 떨어져서 면역 시스템이 제대로 작동하지 않으면 감염증 혹은 암으로 전이될 위험성이 높아집니다. 한편 면역 시스템이 과잉 반응해도 알레르기를 일으킵니다.

우리 몸의 이러한 모순된 면역 시스템을 좌우하는 것이 바로 장의 작용입니다. 그렇기에 장내 환경은 우리의 건강에 아주 중요합니다.

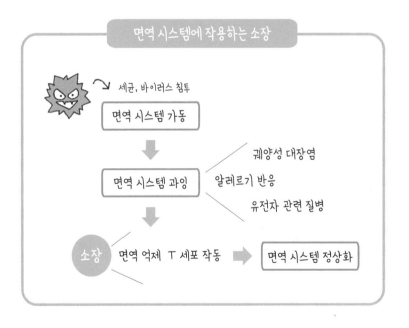

면역 시스템에 작용하는 소장

세균, 바이러스 침투

면역 시스템 가동

면역 시스템 과잉 — 궤양성 대장염 / 알레르기 반응 / 유전자 관련 질병

소장 면역 억제 T 세포 작동 → 면역 시스템 정상화

대장의 기능 저하로 인한 증상 1
변비

갑자기 변비가 시작되었다면 식생활 점검이 우선!

변비를 호소하는 사람이 많습니다. '며칠 동안 고작 한 번밖에 화장실에 못 갔다', '변비약이 없으면 해소되지 않는다', '변비가 심해 복부가 늘 팽만하다', '복통을 일으킨다' 등등 변비의 정도는 다양합니다. 변비는 크게 두 가지로 나눌 수 있습니다. 하나는 대장암, 직장암, 탈장 등 특정 질병으로 발생하는 기질성 변비이며 다른 하나는 소화 기관의 기능이 떨어져서 발생하는 기능성 변비입니다. 두 가지 모두 식생활과 생활 습관을 꼭 살펴봐야 합니다.

변비가 갑자기 시작된 경우는 대장암 같은 질병으로 인한 것일 가능성도 있습니다. 겨우 변비라고 가볍게 넘기지 말고 일단 의사와 상담하는 게 좋습니다.

변비의 증상은 어느 정도인가

■ 가벼운 증상

- 변비약을 복용하지 않으면 화장실 가는 횟수가 3~4일에 한 번 정도이다.
- 변이 늘 딱딱하다.
- 화장실을 못 가면 복부 팽만감이 심하다.

※ 이 정도 증상이면 식생활에 신경 쓰고 생활 습관을 개선하면 됩니다.

■ 중간 증상

- 대변 징후가 잘 생기지 않는다.
- 7일에 한 번 정도 변비약을 복용한다.
- 변비약을 복용하지 않으면 화장실을 못 간다.

※ 하루라도 빨리 생활 습관을 개선해야 합니다. 3~4일에 1회 정도면 모르겠지만 변비약을 계속 먹는다면 주의가 필요합니다.

■ 무거운 증상

- 1~5년 정도 변비약을 복용 중이다.
- 매일 변비약을 복용하고 있다.
- 변비약을 정량보다 많이 복용한다.

※ 변비약을 끊지 못하는 상태는 좋지 않습니다. 시간이 걸리더라도 굳은 각오로 당장 생활 습관을 개선하는 게 좋습니다.

■ 변비약 의존증

- 정량의 2배 정도 변비약을 복용한다.
- 변비약을 5년 이상 복용하고 있다.
- '화장실에 못 가면 어떡하나……' 매일 불안하다.

※ 대변을 보지 못할까 걱정하는 마음이 변비약 복용을 부추기는 상태입니다. 다이어트 때문에 변비약을 복용했다가 끊지 못하게 된 경우도 있을 수 있습니다. 의사와의 상담이 필요합니다.

대장의 기능 저하로 인한 증상 2
암

비만과 운동 부족으로 대장암이 늘고 있다

장 기능의 저하는 면역력 저하로 이어지는데 이는 암 발병 위험을 키우는 일입니다. 지금은 두 명 중 한 명꼴로 암이 발병할 우려가 있는 시대입니다. 그중에서도 대장암 환자가 늘고 있지요. 한국의 경우 2020년 통계청 자료에 따르면 암 종류별 사망자 중에서 남성은 3위, 여성은 2위가 대장암 환자일 정도로 그 위험성이 큽니다. 대장암은 나이 많은 사람이 걸린다는 선입견이 있지만 남녀 모두 40대부터 대장암 발병률이 증가했습니다. 또한 변비가 너무 심해 병원을 찾아온 20~30대 환자가 나중에 암으로 밝혀진 사례도 있습니다.

대장암 발병이 많아진 이유는 식생활의 서구화로 고기 섭취가 증가했기 때문입니다. 운동 부족도 원인 중 하나이고요. 세계암연구기금과 미국 암연구학회의 보고서에 따르면 레드 미트(red meat, 겉이 빨간 고기) 혹은 가공육의 섭취는 대장암 발병률을 높인다고 하지요. 레드 미트를 과다 섭취하면 그것을 분해하는 담즙산을 많이 분비해야 합니다.

학계에서는 담즙산의 과다 분비로 생성된 물질이 암 발병에 관여할 가능성이 있다고 말합니다. 변비는 담즙산의 농도를 높이기 때문에, 동시에 암 발병에 관여하는 물질이 증가합니다. 최근에는 비만이나 당뇨병이 대장암 발병 위험을 높인다는 보고서도 나왔습니다.

따라서 암 발병률을 낮추려면 서구화된 식단을 개선하고, 변비를 줄이며, 장의 힘을 끌어올려 면역력을 향상하는 게 중요합니다. 구체적인 방법은 2~4장에서 소개하겠습니다.

소장·대장의 기능 저하로 인한 증상 1
설사

배가 자주 불편한 사람은 과식, 음주, 냉증에 주의한다

설사는 만성과 급성 두 가지가 있습니다. 그중에서도 급성 설사를 더 주의해야 합니다. 급성 설사는 대부분 바이러스 감염 때문에 생기는데, 변에 피가 섞여 있다면 0-157 같은 병원성이 강한 세균 감염증, 궤양성 대장염, 유전병, 대장암일 위험도 있습니다. 따라서 갑자기 설사가 시작되어서 반복되거나, 변에 피가 섞여 있다면 되도록 빨리 병원에서 진찰받는 게 좋습니다.

만성 설사를 앓는 사람은 배가 약하거나, 배의 상태가 자주 안 좋은 사람입니다. 과식, 과음, 배의 냉증, 스트레스가 원인으로 변이 물러집니다. 술은 소장을 자극해 장관의 수분 흡수를 저해합니다. 그 때문에 변에 수분이 많아져 설사를 일으키기 쉽지요. 평소에도 자주 배가 아픈 사람이라면 술을 마실 때 본인이 스스로 정한 양을 지키려고 노력하는 것이 좋습니다.

그 외에 요즘에는 과민성 장 증후군으로 인해 설사하는 사람이 늘었습니다. 변비 증상만 있거나 혹은 변비와 설사를 동시에 반복하는 혼합형이 있습니다. 스트레스로 불안감을 느끼면 장의 수축 운동이 격렬해지면서 배가 아프다는 느낌이 심해지지요. 이 증상이 반복되는 것이 과민성 장 증후군입니다.

설사를 유발한 장	원인
소장	과식, 과음
대장	궤양성 대장염, 대장암
소장·대장	감염증, 유전병, 과민성 장 증후군

소장·대장의 기능 저하로 인한 증상 2
감염증

면역력 저하는 바이러스에 감염, 중병으로 이어질 위험도 크다

"감기를 낫게 하는 약이 개발되면 노벨 의학상은 떼어 놓은 당상"
이라는 말이 있습니다. 감기·감염증은 워낙 여러 종류의 바이러스가
원인이라 아직까지 특효약이 없기 때문입니다. 감기약은 열, 기침, 가
래, 콧물처럼 감기로 인해 나타나는 증상을 부드럽게 해줄 뿐이지요.

감기는 우리 몸이 지닌 면역력으로 예방이 가능하고 나을 수 있는
질병입니다. 2020년 전 세계를 감염시킨 신종 코로나바이러스 감염
증은 아직 그 내용이 밝혀진 게 많이 없습니다. 그럼에도 고령자 혹
은 기초 질환을 앓는 사람은 감염되지 않도록 특히 조심하라고 당부
합니다. 이는 고령자나 질병을 앓는 사람은 건강한 사람보다 면역력

이 떨어져 감염되면 중병으로 이어지기 쉽기 때문입니다. 앞서 설명했듯이 장(주로 소장)은 면역력의 기둥 역할을 맡고 있습니다. 편식, 불규칙한 생활 습관, 스트레스, 운동 부족으로 장이 차가워지면 그 기능을 제대로 수행하지 못해 면역력도 떨어집니다.

면역력이 떨어지면 감기나 인플루엔자 같은 감염증에 걸리기 쉽고 감염증에 걸리면 좀체 낫지 않거나, 길게 끌면 폐렴과 같은 합병증이 생길 위험도 큽니다. 일반적으로 면역력이 가장 왕성한 시기는 20대이고, 나이가 들면서 서서히 떨어집니다. 60대가 되면 20대 시절과 비교했을 때 상당한 차이를 느끼게 됩니다. 따라서 평소 장내 환경을 쾌적하게 만들어 면역력을 높은 상태로 유지하는 게 중요합니다.

면역력이 떨어지면 발병 위험이 커지는 질병에는 감기, 바이러스, 신종 코로나바이러스 감염증, 노로바이러스, 대상 포진, 결핵 등이 있습니다.

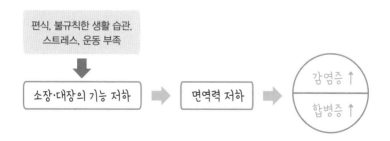

Column

장내 환경의 악화 원인은 무엇일까

살찌는 체질

과식, 폭식 등으로 장에 큰 부담을 주면 당뇨병, 비만 개선에 도움을 주는 인크레틴 호르몬*이 감소할 우려가 있습니다.

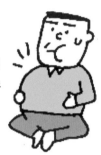

치질

장내 환경이 좋지 않아 변비가 계속되면 배변할 때 저절로 힘을 세게 주게 되므로 치질에 걸리기 쉬우니 주의해야 합니다.

정신건강

장과 뇌는 서로 영향을 주고받습니다. 이를 '뇌장 상관'이라고 합니다. 스트레스를 받거나 긴장했을 때 설사나 변비 증세를 경험해 본 적이 있나요? 이는 뇌의 상태가 혼란스러우면 장이 민감하게 받아들여 설사나 변비의 형태로 반응하기 때문입니다. 반대로 설사나 변비 증세가 나타나면 마음이 침울해지기도 하지요. 이 역시 장이 좋지 않은 것에 뇌 혹은 마음이 민감한 반응을 보이기 때문입니다.

*인크레틴 호르몬: 음식을 먹으면 소장에서 분비되는 물질로, 췌장을 자극하여 인슐린 분비량을 증가시킴과 동시에 혈당을 올려주는 역할을 하는 글루카곤 호르몬을 억제하여 인슐린의 작용을 정상화시킨다.

여드름, 주근깨

장내 환경이 좋지 않아 변비가 계속되면 쌓인 변에서 발생한 유해 물질이 몸에 흡수됩니다. 이런 유해 물질은 유익균을 줄이고 신진대사를 방해하므로 피부에 피지가 쌓이게 합니다.

체취, 구취

음식이 분해될 때 생기는 황화수소와 암모니아를 대장과 간이 제대로 처리하지 못할 때 발생합니다. 이때 처리되지 못한 노폐물은 혈액에 흡수돼 땀이나 구취 등으로 배출되기 때문입니다.

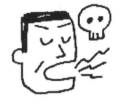

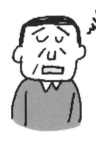

어깨 결림, 냉증, 부기, 피로감

장에서 음식물 가스나 독소를 제대로 배출하지 못하면 장내 유해균이 증가하고 혈액 순환에 악영향을 끼칩니다. 그 결과로 어깨 결림, 냉증, 부기 등이 발생합니다.

당신의 장은
건강한가요?

　사소한 일상생활의 습관 하나하나가 장과 밀접한 연관 관계가 있습니다. 오른쪽의 체크 리스트를 사용해 당신의 장이 건강한지 자가 진단해 보세요.

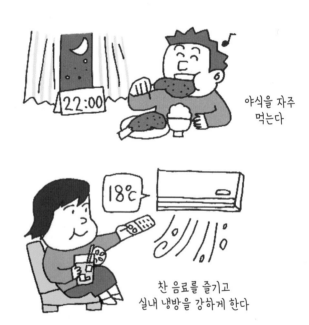

야식을 자주
먹는다

찬 음료를 즐기고
실내 냉방을 강하게 한다

장 건강을 해치는 나쁜 습관

아래의 항목은 모두 장의 냉증을 일으켜 장내 환경을 악화시키는 것입니다. 체크한 항목을 생활 습관에서 하나씩 없애도록 합시다.

☐ 아침을 먹지 않는다.

☐ 소식하거나 음식에 별 관심이 없다.

☐ 생선보다 고기를 더 좋아한다.

☐ 채소, 버섯, 해조류를 잘 먹지 않는다.

☐ 수분을 많이 섭취하지 않는다.

☐ 저녁을 밤 9시 이후에 먹을 때가 많다.

☐ 외식이 잦은 편이다.

☐ 다이어트 중이거나 다이어트를 자주 한다.

☐ 운동을 좋아하지 않는다.

☐ 수면 시간이 짧거나 1일 6시간 미만인 경우가 많다.

☐ 욕조에 몸을 담그지 않고 샤워로 끝낼 때가 많다.

☐ 일상생활에서 별로 걷지 않는다.

☐ 여름철 실내 온도를 적정 온도(26~28℃)보다 낮게 유지한다.

☐ 찬 음료를 즐겨 마신다.

쾌장을 위한 포인트 1
식사로 장의 힘 키우기

건강해지려고 먹은 음식이 오히려 장내 환경을 악화시킬 수도 있다

요즘 사람들의 장내 환경이 나빠진 가장 큰 원인은 식생활의 변화입니다. 유럽, 미국의 영향을 받아 육류, 유지방류, 유제품을 많이 먹습니다. 그 때문에 영양 상태는 좋아진 반면에 장내 환경이 악화되면서 생활 습관병, 암의 발병이 늘었습니다.

장내 환경을 쾌적하게 만들면 여러 질병을 예방할 수 있습니다. 또한 비만, 피부 트러블을 개선하려면 장이 좋아하는 음식이 무엇인지 신경 써야 합니다. 장이 좋아하는 음식은 '장을 따뜻하게 해주는' 혹은 '장의 움직임을 좋게 해주는' 것이지요. 자세한 설명은 2장에서 다루겠습니다.

지금 시대는 건강에 대한 높은 관심도를 반영하듯 각종 식품이 주목을 받고 유행합니다. '탄수화물을 먹지 않는 대신 단백질과 채소 중심으로 식단을 짜면 살을 뺄 수 있다', '생활 습관병에는 현미가 제일 좋다', '장 건강을 위해 요거트를 먹자', '변비 해소에는 식물 섬유가 좋다' 등과 같은 정보가 잘못된 것이라고 말할 수는 없지만, 극단적인 식사 제한이나 무턱대고 유행을 따르는 것은 장 건강을 악화시킬 가능성이 있습니다. 또 건강을 챙긴다고 계속해 오던 습관이 오히려 장의 냉증을 가속하는 나쁜 결과를 초래할 수 있고요.

　그래서 장에 좋은 음식을 소개하는 데 그치지 않고, 장내 환경을 개선하려면 그 음식을 어떻게 먹어야 좋은지도 2장에서 자세히 소개하겠습니다.

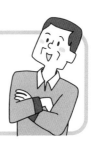

비만, 피부 트러블을 개선하려면
장내 환경 개선이 우선되어야 합니다!

쾌장을 위한 포인트 2
생활 습관 되돌아보기

의외로 모르는 사람이 많은데, '온도 차이'는 장에 좋지 않다

장에 좋은 음식을 부지런히 챙겨 먹어도 장을 차갑게 하거나 장의 리듬을 깨뜨리는 생활을 지속하면 장의 힘을 키워주는 효과가 없습니다. 지금의 생활 습관이 '당연하다'고 생각하고 있지는 않은지요? 장을 차갑게 하는 것으로 흔히 아이스크림, 빙수 혹은 차갑게 얼린 주스, 맥주를 마시거나 얇은 옷을 입는 것을 떠올리겠지요. 물론 이 모두가 장을 차갑게 만드는 것입니다.

그런데 그 이상으로 장에 부담을 주는 게 갑작스러운 '온도 변화' 입니다. 가령 날씨가 더운 날에 거리를 걷다가 에어컨을 틀어 실내 온도가 낮은 건물에 들어가거나, 목욕한 후에 에어컨을 틀어놓은 방에 들어가서 몸을 식히는 행위는 장의 냉증을 급속도로 빠르게 만듭니다.

또한 우리 몸에는 체내 시계가 있습니다. 소장에서 음식을 소화·흡수하고, 대장에서 배설하는 작용은 체내 시계와 연동해서 이루어집니다. 체내 시계를 흐트러뜨리는 생활 습관을 버리지 못하면 장의 리듬도 깨지게 마련입니다. 강조하지만 생활 습관을 꼭 되돌아보고 장에 좋지 않은 행위는 삼가는 게 좋습니다.

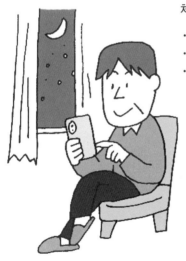

체내 시계를 흐트러뜨리는 생활 습관

- 식사 대신에 과자 종류를 먹는다.
- 잔업이 많다.
- 휴일에는 집에서 뒹굴뒹굴한다.

쾌장을 위한 포인트 3
스트레스 완화·해소하기

장은 스트레스에 민감해 설사나 변비 증상이 나타난다

'스트레스는 만병의 원인'이라는 말이 있습니다. 스트레스와 전혀 관계없는 질병이나 컨디션 저하는 없다고 해도 과언이 아니지요. 장 건강 역시 스트레스와 밀접한 관계가 있습니다.

스트레스는 크게 정신적 스트레스와 육체적 스트레스로 나뉩니다. 대장은 이 두 가지 스트레스에 모두 민감하게 반응합니다. 자율 신경 중에서 부교감 신경이 우세하면 대장이 편해져 부드럽게 배변합니다. 반면에 교감 신경이 우세하면 장의 움직임이 무뎌져 변비가 됩니다. 변비와 설사를 반복하는 과민성 대장 증후군은 스트레스에서 오는 대표적인 질병입니다.

스트레스의 요인

육체적 스트레스

- 더위, 추위와 같은 기후 요인
- 소음
- 공복
- 질병, 외상 등에 인한 통증
- 피로

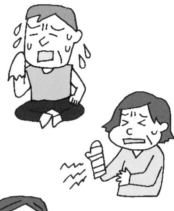

정신적 스트레스

- 업무의 중압감
- 대인 관계
- 노화, 죽음에 대한 공포
- 노후 불안

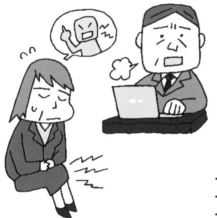

쾌장을 위한 포인트 4
운동하기

몸을 움직이지 않으면 장이 차가워진다

운동 부족이 계속되면 장의 움직임도 무뎌집니다. 장의 움직임이 무뎌지면 연동 운동이 원활하지 않습니다. 그에 따라 변비나 복부 팽만감 증상이 나타나지요. 운동 부족은 장의 냉증도 유발합니다. 교통 기관의 발달, 책상 앞에 앉아 진행하는 업무의 증가로 조금도 걷지 않는 사람이 늘어났습니다. 걷는 시간이 줄면 소비 칼로리도 감소합니다. 즉 살찌기 쉬워지는 것이지요. 적당히 몸을 움직이는 게 장의 힘을 키우는 기본적인 방법입니다.

식사가 장 건강을
결정한다

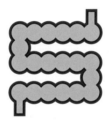

2장에서는 장 건강을 위해 어떤 식습관이 좋은지
구체적으로 알아봅니다. 면역력을 높이고 장 건강에 도움이 되는
식습관을 살펴보면서 당신의 식단을 재점검해 보고
장이 회복되고 몸과 마음이 건강해지는 식단을 실천해 보세요.

아침 공복 물 한 컵이
대장을 깨운다

수분, 음식물이 들어가면 변의, 즉 대변 징후가 느껴진다

대장의 리듬을 원활하게 하려면 삼시 세끼를 챙겨 먹는 것이 중요합니다. 특히 아침 식사를 거르면 절대 안 됩니다. 체내 시계는 아침에 대장의 연동 운동을 강하게 하도록 설정되어 있습니다.

위 혹은 장에 수분, 음식물이 들어가면 위 결장 반사가 일어납니다. 이 반사 운동도 대장의 강한 연동 운동을 촉진합니다. 따라서 아침을 먹으면 부드러운 배변으로 이어지지요. 아침에 눈뜬 직후에는 부교감 신경이 우세해서 나른하지만, 아침 식사를 제대로 하면 몸이 깨어나기 시작합니다. 그러면 심장 박동 수, 혈압, 체온도 자연스럽게 올라가면서 그날 하루를 활동적으로 보낼 수 있지요.

아침에 일어나면 먼저 물 한 컵을 마셔 위를 자극하는 것이 좋습니다. 그 후에 아침 식사를 하는데, 호밀 빵처럼 많이 씹는 음식을 추천합니다. 꼭꼭 씹지 않으면 먹기 어려운 음식은 식이 섬유를 많이 포함하고 있어 오히려 장에 좋습니다. 또 음식을 꼭꼭 씹으면 뇌에 자극이 전해져 몸이 활동할 준비를 합니다.

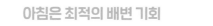

아침은 최적의 배변 기회

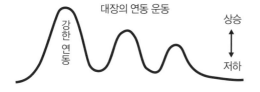

대장의 연동 운동

강한 연동

상승
저하

부교감 신경 우세

교감 신경 우세
(약 17시간)

부교감 신경 우세

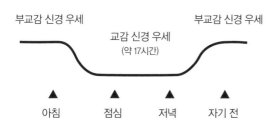

★ 부교감 신경이 우세하면 심신이 안정되고, 대장의 연동 운동이 가장 강하게 일어나는 시간대에 식사하면 부드러운 배변이 가능하다.

▲   ▲   ▲   ▲
아침   점심   저녁   자기 전

뇌를 쉬게 하고 대장의 작용을
활성화하려면 점심시간을 활용하라

뇌가 쉬어야 부교감 신경이 우세해져 대장의 작용을 촉진시킨다

아침을 먹고 배변을 마치면 결과적으로 그 후에 교감 신경이 우세하면서 몸과 머리가 오전 중부터 활력을 띠게 됩니다. 특히 오전 10~11시는 집중력이 최고조에 달하는 시간대인 만큼 업무 처리도 수월해집니다.

평균 점심시간인 낮 12시부터 오후 1시까지는 뇌를 식히는 것이 좋습니다. 점심을 먹고 뇌를 쉬게 하면 부교감 신경이 우세해져 대장의 작용이 활발해집니다. 그러기 위해서는 일단 뇌가 쉴 수 있는 시간을 만드는 게 중요합니다. 쉬는 시간이 없으면 교감 신경이 계속 우세해져 위장의 움직임이 더뎌지고 식욕이 떨어집니다. 먹어도 소화가 잘되지 않아 위가 더부룩하지요. 이는 오후 업무에 좋지 않은 영향을 끼칩니다. 아무리 바빠도 뇌를 쉬게 하는 시간을 만들고, 점심을 거르지 마세요. 그래야 오후의 업무도 효율적으로 처리할 수 있습니다.

점심은 외식하는 사람이 대다수이지요. 그렇다면 메뉴로는 지중해 음식인 이탈리아 요리를 권합니다. 식이 섬유, 고추, 올리브유, 마늘이 들어간 어패류 파스타가 좋습니다. 여러 종류의 향신료가 들어간 카레도 장이 좋아하는 메뉴입니다. 자극적인 향신료가 소화·흡수를 촉진해 장을 따뜻하게 해줍니다.

고기를 먹고 싶다면 위장에 부담을 주지 않는 닭고기, 회를 먹고 싶으면 참치, 고등어, 정어리, 꽁치가 들어간 정식이 좋고, 면류는 소화가 잘되는 메밀국수를 추천합니다. 이때 차가운 메밀국수는 장의 움직임을 무디게 할 우려가 있으니 되도록 따뜻한 것으로 고릅니다.

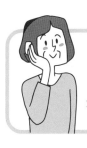

점심시간에는
적절한 휴식으로 장을 튼튼하게!

뇌의 휴식 --> 부교감 신경↑ --> 대장 운동 활성화

대장의 리듬을 깨지 않는 비법
– 저녁은 가볍게, 야식은 제한

취침 3시간 전까지 식사를 마치면 대장이 깨끗이 청소된다

우리 몸은 해가 저물어 주위가 어두워지면 부교감 신경이 우세해져서 느긋한 상태로 변합니다. 몸이 느긋하면 장의 움직임이 좋아지지만, 아침과 낮에 비하면 그리 활발하지 못합니다. 따라서 장 건강을 위한다면 아침과 점심은 제대로 챙겨 먹고, 저녁은 가볍게 먹는게 이상적입니다.

저녁 식사는 기본적으로 '하루의 식사량을 조절하기 위한 것'이라고 생각하세요. 가령 점심에 직장 근처 분식집에서 라면을 먹었다면 저녁은 채소에 단백질을 추가한 식단이 바람직합니다. 만약 너무 바빠서 점심을 걸렀다면 저녁에는 영양소 섭취를 충분히 하는 것이 좋습니다. 채소, 생선, 두부뿐 아니라 탄수화물도 함께 섭취하는 것이 좋습니다. 하지만 탄수화물(당질)은 되도록 이른 저녁 시간대에 먹는 것이 장에 이롭고 살도 찌지 않으니 이 점에 주의하기 바랍니다.

가능하다면 저녁은 취침 시간 3시간 전까지 마치는 것이 좋습니다. 취침 시간에 따라 달라지겠지만 10시에 잠을 잔다면 저녁 7시 이후에는 아무것도 먹지 않는 게 장의 리듬을 깨뜨리지 않는 방법입니다. 그러면 우리가 잠든 사이에 소화 기관 내부는 깨끗이 청소됩니다. 이때 활약하는 호르몬이 '모틸린'인데 모틸린은 위가 비워지지 않으면 분비되지 않습

저녁 7시 이후 금식은 대장 청소를 돕는다!

니다. 저녁을 먹고 3시간 이내에 잠들면 위에 내용물이 남아 있기에 모틸린이 분비되기 어렵습니다. (평소에 소화가 느리게 진행되는 사람이라면 더 빨리 저녁 식사를 마치는 것이 좋겠습니다.)

취침 3시간 전까지 저녁 식사를 마치면 두 가지 이유에서 좋습니다. 첫째는 비만 예방, 둘째는 장을 깨끗이 비워둠으로써 장 건강을 유지한다는 점입니다.

쾌장을 위한 장내 리셋
– 수분 단식하기

무리는 금물, 컨디션이 좋을 때만 도전한다

극단적인 다이어트, 제로 탄수화물에 가까운 당질 제한은 장에 좋지 않지만 가끔씩 장을 리셋하는 목적으로 단식이나 당질 제한식을 한다면 장을 건강하게 만들 수 있습니다. 장내 리셋은 먼저 체내의 변을 바깥으로 내보내 장내를 대청소해 준 다음, 장에 좋은 음식을 섭취함으로써 장의 상태를 쾌적하게 만드는 과정을 말합니다.

가장 쉬운 장내 리셋 방법으로 '주말 수분 단식'이 있는데 단식은 몸에 부담을 주기 때문에 몸 상태와 상황을 고려해야 합니다. 80세 이상이거나 임신 중 혹은 생리 중인 여성, 질병 치료 중인 사람은 피하는 게 좋습니다. 체력이 떨어지는 35℃ 이상의 한여름에는 열사병에 걸릴 위험이 있으니 피해야 합니다.

나만의 특별 주스 만들기

바나나 반 개, 두유 100㎖, 무지방 요거트 100g을 믹서에 넣고 잘게 간다.
(※ 믹서가 없으면 바나나를 잘게 잘라서 으깬 다음 섞어도 된다.)

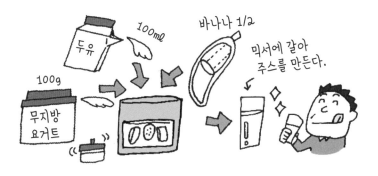

	토요일(1일 차)	일요일(2일 차)	월요일
아침	특별 주스 한 잔	특별 주스 한 잔	평소 식단으로 되돌아간다.
점심		보리 섞인 삼각김밥, 데친 채소를 먹는다.	
저녁		식이 섬유가 많은 메뉴를 가볍게 먹는다.	

★ 미네랄워터는 언제든 마셔도 된다.
★ 2일 차에 공복감이 심하면 시중에서 파는 식이 섬유가
   들어간 젤리 종류를 간식으로 먹어도 좋다.

쾌장을 위한
한식+지중해식 식단

한식과 지중해식의 장점만 취한다

식단의 서구화로 비만 등의 생활 습관병이 늘어났다는 뉴스를 많이 접합니다. 하지만 동물성 단백질의 섭취량이 증가한 덕분에 혈관이 튼튼해져 뇌출혈이 감소했고, 수명이 늘었다는 긍정적인 측면도 있습니다.

단순히 서구식이라고 하면 그게 어떤 것인지 막연할 수도 있지요. 북미나 북유럽은 고기, 유제품처럼 고지방 음식을 많이 섭취합니다. 이탈리아, 스페인 같은 남유럽 국가는 올리브유, 생선을 많이 먹습니다. 이렇듯 국가와 지역에 따라 음식의 성향이 매우 다릅니다.

한편 해외에서는 꽤 오래전부터 한식이 건강식품으로 인기를 끌고 있습니다. 한식은 제철 식자재를 충분히 활용하고, 나물 반찬 등으로 채소를 충분히 섭취할 수 있습니다. 또한 곡물이나 채소, 어패류, 콩류, 발효 식품을 골고루 섭취하는 균형 잡힌 식단입니다. 다만 건강한 식단을 표방한다고 지질과 동물성 단백질 식품을 너무 꺼리면 영양 불균형을 초래할 수 있으니 주의해야 합니다. 그러나 식단마다 장단점이 있기에 정답은 없습니다. 굳이 정답을 찾자면 '타협'입니다. 그런 의미에서 지중해식에 한식을 가미한 음식을 추천합니다.

지중해식은 올리브유를 풍부하게 사용하는데 고기보다는 생선이 메인입니다. 거기에 쌀·빵·파스타·밥·쿠스쿠스(couscous) 같은 곡류 음식이나 채소, 콩류, 과일, 자연산 치즈, 와인을 곁들이는 스타일이지요. 지중해 한식의 기본은 부족해지기 쉬운 지질을 보충하기 위해 좋은 식물성 기름, 엑스트라 버진 올리브유를 더한 것입니다.

점점 단맛에 익숙해져 예전보다 한식에서 설탕을 많이 쓰고 있는데 설탕을 넣지 않는 것이 중요합니다. 지중해식은 디저트 이외에는 설탕을 사용하지 않습니다. 과도한 당질 섭취는 비만을 초래할 수 있습니다. 비만은 또한 장을 나쁘게 하는 원인이므로 주의해야 합니다.

장이 좋아하고, 면역력을 높여주는 지중해식 식단 실천하기

1. 한식에 엑스트라 버진 올리브유를 가미한다.

2. 식용유가 아닌 양질의 지질을 섭취할 수 있는 올리브유를 사용한다.

3. 설탕을 줄이고, 어쩔 수 없이 써야 할 경우는 혈당을 자극하지 않는 대체 감미료를 사용한다.

4. 쌀, 고구마, 감자, 파스타 등의 곡류를 적절히 섭취한다.

5. 장이 약해졌을 때는 통곡물, 현미처럼 소화가 잘 안되는 것은 피한다.

6. 두부, 낫토 같은 콩류와 채소는 매일 충분히 먹는다.

7. 된장국, 낫토, 요거트, 김치 등의 발효 식품 섭취를 습관화한다.

8. 생선은 되도록 매일 먹도록 신경 쓴다.

9. 닭고기와 달걀은 일주일에 3~4번 먹는다.

10. 단맛 나는 디저트는 한 달에 3~4번 정도로 먹는다.

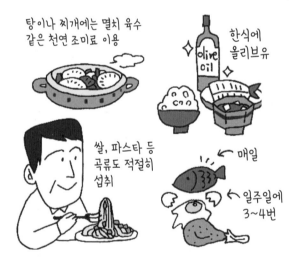

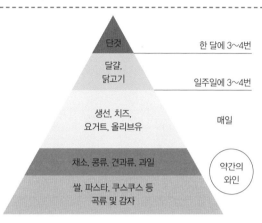

지중해 지역의 식생활

단것 — 한 달에 3~4번

달걀, 닭고기 — 일주일에 3~4번

생선, 치즈, 요거트, 올리브유 — 매일

채소, 콩류, 견과류, 과일 — 약간의 와인

쌀, 파스타, 쿠스쿠스 등 곡류 및 감자

· 엑스트라 버진 올리브유를 충분히 섭취한다.
· 빵·파스타 같은 곡류, 콩류, 과일과 채소류, 어패류를 충분히 섭취한다.
· 유제품, 육류는 조금만 먹는다.

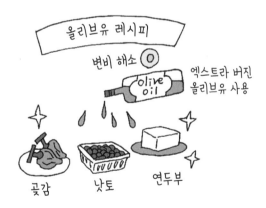

올리브유 레시피

변비 해소 ⓞ

엑스트라 버진 올리브유 사용

곶감   낫토   연두부

· 연두부+올리브유   ★ 변비 해소에 추천
· 낫토+올리브유   ★ 올리브유의 효과에 대해서는
· 곶감+올리브유   106쪽 참고

쾌장을 위한
두 가지 식이 섬유 섭취법

불용성·수용성 식이 섬유는 모두 장 건강에 중요하다

식이 섬유는 장 건강에 매우 중요한 역할을 합니다. 이 식이 섬유는 수용성과 불용성의 두 가지로 나뉘며 각기 다른 특징이 있습니다. 장의 상태를 쾌적하게 유지하려면 '불용성 식이 섬유 2 : 수용성 식이 섬유 1'의 비율로 섭취하는 게 바람직합니다.

● **수용성 식이 섬유**

소화 기관 내에서 물과 결합해 반고체 상태, 즉 젤처럼 부드럽고 끈적거리는 형태가 되어 음식물을 감싸기 때문에 소장의 소화·흡수를 완만하게 해줍니다. 그 결과 혈당 수치가 급상승하는 것을 막아줍니다. 또한 대장 내부를 산성화시켜 유익균의 양을 늘리고 대장 내부에서 발효해 발효성 식이 섬유라고도 부르는 단쇄 지방산을 만듭니다. 소장에서 지방이 흡수되는 것을 막아주는 역할을 하기도 합니다.

● **불용성 식이 섬유**

수용성 식이 섬유만큼은 아니지만 유익균을 늘려주며 대장의 연동 운동을 활발하게 해주어 배변을 촉진하고 배변 양을 늘려줍니다.

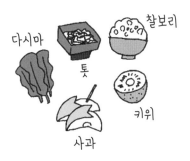

수용성 식이 섬유 식품

다시마

톳

찰보리

키위

사과

★ 보리(대맥, 찰보리), 귀리, 톳, 콩, 다시마, 미역, 키위, 사과, 바나나, 차전자피, 아보카도, 브로콜리, 무화과 등

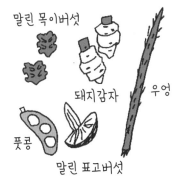

불용성 식이 섬유 식품

말린 목이버섯

돼지감자

우엉

풋콩

말린 표고버섯

★ 콩, 우엉, 돼지감자, 말린 무, 말린 목이버섯, 말린 표고버섯, 풋콩, 견과류, 콜리플라워 등

글루타민과 식이 섬유 부족은
면역력 약화의 원인

수용성 식이 섬유와 양질의 단백질을 듬뿍 섭취한다

사람의 에너지 공급원은 주로 당질(포도당)입니다. 몸이나 뇌를 움직이게 하려면 포도당이라는 에너지 공급원이 필수입니다. 한편 소장의 에너지 공급원 1위는 글루타민, 2위는 부티르산입니다. 대장의 에너지 공급원 1위는 부티르산, 2위가 글루타민이지요.

● 부티르산

부티르산은 장내 세균이 식이 섬유를 분해할 때 생성되며, 특히 수용성 식이 섬유(발효성 식이 섬유) 섭취로 증가시킬 수 있습니다. 장내를 산성화시켜 장내 환경을 개선하며 대장의 점막을 회복시켜 줍니다.

또한 면역계 이상을 조절하는 데도 도움을 줍니다.

● 글루타민

글루타민은 아미노산의 일종으로 날생선, 날고기, 날달걀에 많이 포함되어 있으며 소장의 상피 세포와 림프구를 위한 최대의 에너지 공급원입니다. 식사를 통해 단백질을 충분히 섭취하면 체내에서 글루타민이 생성됩니다. 하지만 다이어트나 질병으로 영양소를 충분하게 섭취하지 못하면 글루타민이 부족해집니다. 그러면 면역을 담당하는 세포가 활발하지 못해 병에 걸리기 쉽습니다.

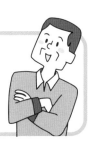

"장의 에너지 공급원은 부티르산과 글루타민.
수용성 식이 섬유와 양질의 단백질 섭취로
관리하자!"

노화, 질병을 초래하는 활성 산소는
채소 섭취로 해결

항산화 물질은 장 건강 유지에 중요하다

우리가 호흡하면서 마신 산소는 체내에서 에너지를 만듭니다. 이때 활성 산소도 같이 만들어집니다. 활성 산소는 단백질과 반응해 그 기능을 저하시키거나 지질을 산화시킵니다. 유전자에 손상을 주면서 노화, 질병을 초래하지요. 우리 몸에는 본디 이러한 활성 산소의 작용을 방지하는 기능이 갖춰져 있습니다. 하지만 나이가 들면서 또는 흡연, 격렬한 운동, 과음, 자외선 등으로 활성 산소가 증가합니다.

항산화 물질이 포함된 식사는 이러한 활성 산소를 줄여줍니다. 장의 노화를 방지하는 데도 꽤 도움이 되지요. 항산화 작용을 하는 식자재는 여러 가지가 있습니다. 우선 '다양한 채소, 과일을 섭취한다'

는 점을 명심해 두면 좋습니다. 식물은 자외선, 곤충처럼 자신에게 해를 입히는 것으로부터 스스로를 보호하려고 항산화 물질(phyto-chemical, 파이토케미컬: 식물에서 자연적으로 만들어지는 모든 화학 물질을 통틀어 지칭)을 만들어냅니다. 식물의 다채로운 색깔, 독특한 향기, 신맛, 매운맛, 끈적거리는 성분이 바로 항산화 물질입니다.

노화, 질병 방지와 쾌장을 위한 다양한 채소

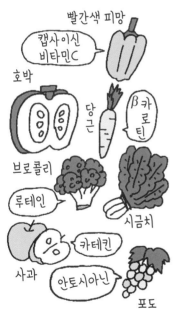

★ 빨간색 피망: 캡사이신, 비타민 C

★ 호박, 당근: 베타카로틴(녹황색 채소에 많이 함유된 성분으로 몸속에서 필요한 만큼만 비타민 A로 전환)

★ 토마토: 리코펜(토마토와 수박, 당근, 파파야 등 빨간 채소와 과일에 많이 포함된 항산화 물질)

★ 시금치, 브로콜리: 루테인(시금치, 브로콜리, 케일, 양배추, 배추, 옥수수, 상추, 호박 같은 녹색 잎채소 및 달걀노른자에 많이 함유되어 있다.)

★ 사과: 카테킨, 레스베라트롤(적포도주 등에 많이 포함된 항산화 물질)

★ 포도, 블루베리: 안토시아닌(가지, 자색 고구마 등에 포함된 항산화 물질)

엄격한 당질 제한식이
변비와 장 스트레스를 유발할 수 있다

당질을 제한하면 식이 섬유 섭취량도 자연히 낮아지니 주의!

저칼로리 다이어트, 저염 다이어트, 에그 페스팅과 같이 한 가지 식품만 먹는 다이어트, 흑초 다이어트 같은 다양한 종류의 다이어트가 유행했지만 당질 제한식은 꾸준히 주목받는 다이어트 방법입니다. 당질과 탄수화물이 같다고 생각하는 사람이 많지만 탄수화물에는 당질뿐 아니라 식이 섬유가 포함됩니다. 당질과 식이 섬유가 다른 점은 당질은 소화·흡수가 가능하고 식이 섬유는 소화·흡수가 불가능하다는 것입니다.

당질 제한은 본디 당뇨병 환자를 위한 식이 요법으로 고안된 것입니다. 당질 제한으로 살이 빠지는 원리는 다음과 같습니다.

첫째, 우리 몸은 음식에서 흡수하는 당질을 줄이면 지방을 분해해 에너지로 사용합니다. 따라서 당질 제한을 하면 몸에 축적된 지방을 분해해 에너지로 쓰기 때문에 체지방이 줄어듭니다.

둘째, 음식을 통해 몸에 당질이 들어오면 위장에서 포도당으로 분해됨과 동시에 췌장에서는 인슐린이라는 호르몬이 분비됩니다. 인슐린 호르몬은 혈액 중의 포도당을 세포로 운반하는 역할을 합니다. 이때 남은 포도당은 지방으로 몸에 축적됩니다. 따라서 당질 제한으로 몸에 들어오는 당질의 양을 줄이면 인슐린의 분비 또한 줄어들기 때문에 살이 찌지 않는 것입니다.

장은
식이 섬유가
필요하다!

하지만 장 건강의 관점에서 보면 장은 식이 섬유를 필요로 합니다. 탄수화물의 양을 줄이면 당질뿐 아니라 식이 섬유의 섭취량도 줄어들 수밖에 없습니다. 결국 과도한 당질 제한은 변비를 유발할 수 있으며 장에 스트레스를 가중할 우려가 있다는 것이죠.

수용성 식이 섬유는 지방의 흡수를 낮추는 작용을 하므로 다이어트를 하더라도 지나친 당질 제한보다는 식이 섬유 함량이 높은 탄수화물 식품은 섭취하는 적당한 당질 제한이 바람직하다고 할 수 있습니다.

몸에 좋다는 현미가
위장에 부담을 주고 변비를 악화시킨다

자신의 몸 상태를 주시하면서 적은 양부터 먹는다

건강을 위해 백미가 아닌 현미를 먹는다는 사람이 늘고 있습니다. 현미는 왕겨만 벗겨낸 상태로 도정을 하지 않아 비타민과 식이 섬유가 풍부해 영양가가 높다는 인식 때문입니다. 실제로 고혈압, 당뇨병, 대사 증후군(metabolic syndrome)의 예방에도 효과가 있다고 알려졌지요. 그렇다고 누구에게나 좋은 방법이라고 단언할 수는 없습니다. 특히 소화력이 약하거나 만성 변비에 시달리는 사람에게는 말이죠.

그런 사람들이 현미처럼 정제하지 않은 전립 곡물이나 불용성 식이 섬유가 풍부한 채소(우엉, 당근, 호박, 양파, 무)를 많이 섭취하면 복부 팽만감이 오기 쉽습니다. 그러면 변이 딱딱해져서 배변이 어려울 수 있습니다.

또 현미 같은 통곡물의 경우 꼭꼭 씹지 않으면 소화가 되지 않은 채로 대장으로 이동한 뒤 대장 내에 머무르기 때문에 변비를 일으킬 우려가 있습니다.

만성 변비를 앓거나 위장이 약한 사람 혹은 과다한 스트레스로 자주 배앓이를 한다면 현미 섭취에 집착하지 않는 게 훨씬 낫습니다. 그래도 현미를 먹겠다면 장의 상태, 변의 상태를 살피면서 조금씩 시작합니다. 또 먹을 때는 꼭꼭 씹어서 위장에 불필요한 부담을 주지 않도록 합니다.

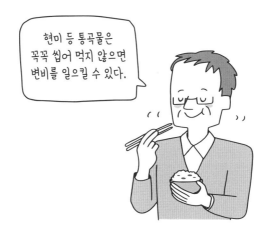

현미 등 통곡물은
꼭꼭 씹어 먹지 않으면
변비를 일으킬 수 있다.

과다한 육류 섭취는 주의할 것
– 주 2~3회 정도가 적당하다

고기와 생선은 하루씩 번갈아 먹는 게 좋다

단백질은 근육을 만드는 중요한 요소로 단백질을 섭취하면 근육량이 늘고, 근육량이 늘면 대사가 활발해집니다. 대사가 왕성해지면 살이 빠지는 효과도 있기 때문에 육류의 인기도 높아지고 있죠. 그런데 적색육 또는 가공육을 하루 80g 이상 섭취하면 대장암 발병 위험이 커질 수도 있으며 다음과 같은 위험도 뒤따르니 주의해야 합니다.

● **지방의 과다 섭취로 이어진다**

육류를 먹으면 단백질을 섭취하게 되는 반면 콜레스테롤, 포화 지방산도 동시에 섭취하게 됩니다.

● 조리법에 따라 암 발병 확률도 높아진다

고기를 어떻게 익히느냐는 개인마다 취향이 다릅니다. 완전히 익힌 고기를 먹으면 대장암에 더 걸리기 쉽다는 의견조차 있습니다. 고기를 고온에서 조리하거나 태우면 일부 성분이 발암 물질로 바뀐다는 사실도 밝혀졌기 때문입니다.

● 철분 섭취가 늘어 활성 산소를 생성하기 쉽다

철분은 몸에 필요한 영양소입니다. 그런데 지방과 철분을 동시에 섭취하면 암이나 그 외 질병의 원인이 되는 활성 산소가 생성되기 쉽습니다.

미국 암협회(ACS)의 지침에 따르면 건강한 사람이 암을 예방하려면 '육류(소고기, 돼지고기, 양고기 등. 닭고기는 예외) 또는 가공품(소시지 등)의 하루 섭취량은 80g 이하'라고 제시하고 있습니다. 동양인은 미국인만큼 육류를 주식으로 삼지는 않습니다. 따라서 가령 '오늘 저녁은 고기를 많이 먹었으니까 내일은 생선으로'라는 식으로 고기 먹는 횟수를 적당히 조절하는 것을 권합니다. 일주일에 3회 정도가 좋겠습니다.

외식 및 편의점 음식을
선택하는 요령

주위를 둘러보면 장에 도움이 되는 음식이 의외로 많다

외식을 해야 할 경우가 종종 생깁니다. 이럴 때는 자극적인 음식이나 화학 첨가물 등이 많이 들어간 음식은 최대한 조심해야 합니다.

나물이 듬뿍 든 비빔밥류나 콩을 이용한 요리인 맑은 두부전골, 다양한 반찬으로 영양소를 골고루 섭취할 수 있는 한식을 추천합니다.

이탈리언 레스토랑도 괜찮습니다. 특히 '알리오 올리오 페페론치노'(올리브유, 마늘, 고춧가루가 들어간 스파게티)가 좋습니다. 또한 회 정식도 장에 좋은 메뉴 중 하나인데 그중에서도 글루타민이 풍부한 참치라면 더 좋습니다. 곁들일 요리를 고를 때는 샐러드도 좋지만 이왕이면 익힌 채소 무침, 강판에 간 무즙, 콩비지 같은 콩이 들어간 음식이 좋습니다.

가급적 식이 섬유 섭취를 고려해 메뉴를 고르도록 합니다. 일품요리보다는 가짓수가 많은 정식 요리를 선택하는 것이 바람직합니다. 샐러드는 단순한 그린 샐러드보다는 해조류, 버섯, 따뜻하게 데친 채소가 많이 들어간 것을 고릅니다.

편의점 메뉴를 고를 때는 장 건강을 고려하여 꼭 영양 성분표를 확인하고 되도록 식품 첨가물, 지방분이 적은 것을 택합니다. 반찬이 많이 들어간 도시락이나 곤약, 무, 다시마 같은 식이 섬유가 풍부한 것, 생선 함량이 높은 어묵도 좋습니다. 따뜻한 어묵과 국물은 장을 따뜻하게 해줍니다.

음료수는 실온 저장이나 따뜻한 것을 고릅니다. 덥다고 찬 음료를 벌컥벌컥 마시거나 아이스크림, 팥빙수를 과도하게 먹으면 장 온도가 금세 떨어져 장 건강에 좋지 않습니다.

가공식품을
고를 때
영양 성분 확인은
필수!

영양정보	100g당	1일 영양성분 기준치에 대한 비율	100g당	1일 영양성분 기준치에 대한 비율
총 내용량 00g 100g당 000kcal	나트륨 00mg	00%	지방 00g	00%
	탄수화물 00g	00%	트랜스지방 00g	
	당류 00g		포화지방 00g	00%
	콜레스테롤 00mg	00%	단백질 00g	00%
1일 영양성분 기준치에 대한 비율(%)은 2,000kcal 기준이므로 개인의 필요 열량에 따라 다를 수 있습니다.				

- 일품요리나 튀김 메뉴보다는 반찬 가짓수가 많은 한식을 고른다.

- 샐러드는 해조류, 버섯, 따뜻하게 데친 채소가 많이 들어간 것을 선택한다.

- 고기를 먹을 때는 채소를 곁들여 먹는다. 가니시로 딸려 나오는 당근, 감자, 시금치, 양파, 아스파라거스, 옥수수 등을 남김없이 먹는다.

- 디저트는 푸딩, 아이스크림, 케이크와 같은 단것보다는 식이 섬유와 칼슘이 풍부한 팥이 들어간 음식이나 따뜻한 허브티, 녹차 등으로 마무리하면 좋다.

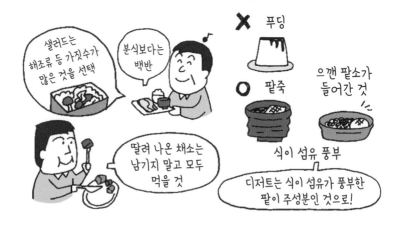

- 도시락을 고를 때는 튀김류보다는 생선구이, 달걀부침, 어묵, 채소 절임 등 다양한 반찬이 들어 있는 것을 선택한다.

- 어묵은 생선 함량이 높고 식이 섬유가 풍부한 채소가 많이 들어 있는 것을 선택한다.

- 삼각김밥을 먹을 때는 채소 반찬이나 샐러드를 곁들어 먹는다.

- 국수 종류는 따뜻한 것을 선택하고 데친 채소나 삶은 달걀을 추가하면 좋다.

- 샐러드류는 3대 영양소(탄수화물, 지방, 단백질)가 골고루 들어 있는 것을 선택하고 드레싱은 그릭 요거트나 엑스트라 버진 올리브유가 좋다.

- 식후 디저트는 가급적 과당이 높지 않은 조각 과일이나 저지방 요거트 등을 선택한다.

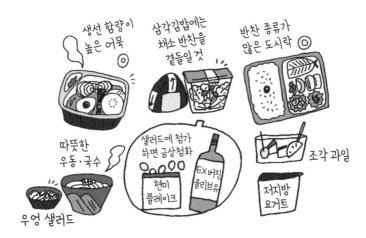

생선 함량이 높은 어묵 ◎

삼각김밥에는 채소 반찬을 곁들일 것

반찬 종류가 많은 도시락 ◎

따뜻한 우동·국수

샐러드에 첨가하면 금상첨화
현미 플레이크
EX버진 올리브유

조각 과일

저지방 요거트

우엉 샐러드

술은 적당히!
과음은 변비, 설사의 원인

음주는 대장암에 걸릴 위험을 높인다

술은 대장 건강에 부정적인 영향을 끼치는 것으로, 술을 마시면 대장암에 걸릴 위험이 커집니다. 그렇다고 대장암에 걸리지 않으려면 술을 절대 마시지 말라는 뜻은 아닙니다. 똑같은 기호품이라도 백해무익한 담배와 달리 술은 심신을 느긋하게 풀어주는 진정 효과가 있습니다. 휴일에, 또는 몸의 상태를 고려해 적당히 마신다면 괜찮다는 것입니다.

적당한 음주량의 일반적인 기준은 맥주 500ml, 청주 180ml, 소주 110ml, 와인 180ml 정도입니다. 이때 주의할 점은 이 기준이 한 번에 들이마시는 양이 아니라 그날 마실 양의 총량이라는 것입니다. 맥주

500ml를 마신 후에 소주 110ml를 계속 마시라는 뜻으로 착각하면 안 됩니다.

간혹 "술을 자주 마시는 사람은 변비가 없다"고 말하는 사람도 있습니다. 아주 틀린 말은 아니지만 쾌장과는 거리가 먼 말입니다. 맥주나 칵테일 소주를 마시면 알코올이 장을 자극하고, 또 수분을 많이 섭취하므로 변이 묽어져 변비가 없다고 생각할 수 있지만, 이것이 심해지면 설사를 유발하기 때문에 장에는 결코 좋지 않습니다.

또 술을 마실 때 먹는 안주도 장 건강에 영향을 줍니다. 술을 마실 때 대개는 고기나 튀김처럼 기름기가 잔뜩 들어 있는 음식에 손이 가기 쉽지요. 하지만 쾌장을 고려한다면 우엉, 당근 같은 뿌리채소, 미역이나 톳 같은 해조류, 두부나 낫토 같은 콩류, 채소 절임 같은 발효식품을 먹는 것이 좋습니다.

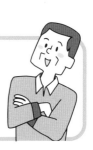

"과음은 장을 해친다! 맥주 500ml, 청주 180ml, 소주 110ml, 와인 180ml 정도가 적당! 단, 이 중 한 가지가 그날 마실 전체 음주량임!"

아침 식사와 배변을
루틴으로 만드는 법

'배가 아프면 어떡하지?' 하는 불안감만 없애도 쾌장이 된다

사소한 스트레스만 받아도 배앓이를 하는 사람이 있습니다. 평소에 변이 무르고 설사 기미를 자주 느끼는 사람도 있습니다. 그런 사람은 설사하고 싶지 않아서 별로 먹지 않거나, 수분을 잘 섭취하지 않으려는 경향이 있지요. 본인으로서는 장을 편안히 해주고 싶어서 생긴 습관이겠지만, 이런 습관이 오히려 장내 환경을 악화시킬 수 있습니다.

배앓이를 자주 하더라도 하루 세 끼 식사는 거르지 마십시오. '아침을 먹고 출근하는 도중에 배가 아프기라도 하면 어쩌나' 하는 걱정이 든다면 조금 일찍 서둘러 출근해 직장에서 아침을 먹어도 괜찮겠지요. 이때 아침 식사로는 죽, 삼각김밥, 두부, 달걀 등 소화가 잘되는 메뉴가 좋습니다.

직장에서 아침을 먹고 화장실 볼일까지 마치는 생활 리듬이 자리 잡히면 출근 도중에 화장실이 급해지거나 설사 기미를 느끼지 않게 됩니다. 출근 도중에 배가 아프면 어쩌나 하는 걱정이나 불안이 설사, 대변 징후를 실제로 초래하는 원인이 되지요. 이러한 불안감을 제거하는 것만으로도 설사를 예방하는 효과가 있습니다.

그 외에 평소 배앓이나 설사를 자주 하는 사람은 되도록 소화하기 좋은 음식을 먹어 위장에 부담이 가지 않도록 주의합니다.

소화가 잘되는 식품

죽, 두부, 흰 살 생선, 무, 시금치, 양배추, 콜리플라워

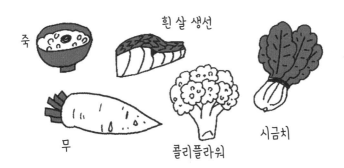

식이 섬유의 비율이 이상적인
키위의 변비 해소 효과

엑스트라 버진 올리브유로 쾌장 POWER UP!

키위는 장 건강에 중요한 역할을 하는 수용성 식이 섬유가 듬뿍 들어 있는 과일입니다. 불용성 식이 섬유와 수용성 식이 섬유의 비율은 2 대 1로 섭취하는 게 이상적이라고 설명했습니다. 키위는 그 이상적인 비율에 가까운 두 종류의 식이 섬유를 모두 함유하고 있습니다. 식이 섬유의 비율은 녹색 키위, 골드 키위 모두 똑같으니 자신이 좋아하는 것을 고르면 됩니다.

2018년에 부모와 자식이 한 팀을 이룬 전국 498개 팀을 상대로 실시한 조사에 따르면, 참가 팀의 70%가 매일 키위 하나를 먹었는데 그 결과 변비 해소 효과를 보았다고 합니다. 그 외에도 '키위를 수시로 먹으니 여드름 방지에 효과가 있다', '아침에 상쾌하게 눈이 떠진다'는 의견이 있었다고 합니다.

키위는 그냥 먹어도 좋지만, 엑스트라 버진 올리브유를 뿌려 먹으면 더 좋습니다. 이 경우 키위 맛이 한층 더 부드러워지는 것은 물론이고 식후 혈당 상승을 억제하는 효과가 있습니다.

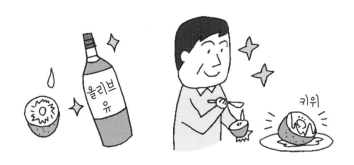

키위 반 개에 티스푼 하나 분량의 올리브유를 뿌려 먹는다.

식이 섬유와 마그네슘이 풍부한
바나나의 효과

다이어트를 한다면 저녁 식사 전 바나나 두 개를 먹는다

바나나에도 장내 이로운 균을 늘리고 변의 양을 늘려주는 불용성 식이 섬유와 더불어 장내에 불필요한 지질을 흡착해 체외로 내보내는 작용을 하는 수용성 식이 섬유가 들어 있습니다. 장관에 작용해 변의 수분을 늘려줌으로써 변을 부드럽게 해주는 마그네슘도 풍부합니다. 마그네슘은 신경의 흥분을 가라앉히는 작용도 합니다.

또한 바나나에는 장과 뇌를 잇는 중요한 신경 전달 물질인 세로토닌을 만드는 트립토판도 다량 함유되어 있습니다. 세로토닌은 호르몬의 일종으로 95%가 장에서 만들어지고, 장과 연동됩니다. 그 밖에도 바나나는 칼슘, 비타민 B 복합체, 엽산, 폴리페놀 같은 좋은 성분을 포함하고 있습니다.

따라서 다이어트를 하려는 사람은 저녁 식사 전에 영양 균형이 잘 잡힌 바나나를 두 개 먹는 것이 좋습니다. 바나나를 먹은 다음에는 따뜻한 물이나 녹차를 200ml 정도 마십니다. 이 정도면 배가 꽉 찬 느낌을 받아 저녁 식사 시 과식하는 것을 막아줍니다.

바나나는 익은 정도에 따라 건강 효과가 다소 다릅니다. 싱싱한 녹색 기운이 도는 덜 익은 바나나는 식이 섬유와 똑같은 효과가 있는 난소화성(생고구마, 생밤처럼 소화가 잘 안되지만 반대로 배가 부른 음식)으로 전분이 많이 들어 있어 장을 이롭게 합니다. 우리가 흔히 먹는 잘 익은 노랑 바나나는 항산화 효과가 높아 노화 방지에 효과가 있습니다.

바나나의 영양 성분

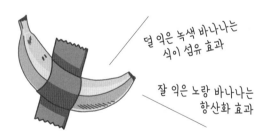

덜 익은 녹색 바나나는
식이 섬유 효과

잘 익은 노랑 바나나는
항산화 효과

• 불용성 식이 섬유와 수용성 식이 섬유 다량 함유.
• 장과 뇌를 잇는 신경 전달 물질인 세로토닌을 만드는 트립토판 다량 함유.
• 칼슘, 비타민 B 복합체, 엽산, 폴리페놀 성분 포함.

매일 사과 먹는 습관으로
장내 디톡스 효과 UP!

사과를 가열하거나 식초를 곁들여 먹으면 장의 힘 POWER UP!

사과에는 수용성 식이 섬유인 펙틴이 풍부합니다. 그뿐만 아니라 불용성 식이 섬유도 함유하고 있어 한 알만 먹어도 두 가지 식이 섬유를 섭취할 수 있습니다. 사과는 다른 과일에 비해 칼로리가 낮은 저칼로리 식품입니다.

사과에 들어 있는 펙틴은 해독 작용을 해 장내의 유해 물질을 체외로 내보내는 역할을 합니다. 그 때문인지 사과를 즐겨 먹는 지역에 사는 사람은 생활 습관병, 암에 잘 걸리지 않는다는 조사 결과가 세계 각국에서 공통으로 나올 정도로 독보적인 존재입니다. 장에도 좋은 효과를 주는 사과 먹는 방법 두 가지를 소개하겠습니다.

첫째, 가열해서 먹습니다. 사과에 들어 있는 펙틴은 가열하면 그 효과가 더 좋아집니다. 따라서 집에서 먹을 때는 구운 사과, 밖에서 먹을 때는 애플파이 혹은 애플 타르트를 추천합니다.

둘째, 식초를 곁들여 먹습니다. 이렇게 하면 장에 고여 있는 불필요한 찌꺼기를 체외로 내보내 장내를 깨끗이 청소해 줍니다. 가령 샐러드에 사과를 넣고 식초 혹은 엑스트라 버진 올리브유를 섞은 드레싱을 뿌려 먹거나, 식초에 절인 사과로 만든 애플 사워를 마십니다.

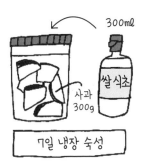

애플 사워 만드는 법

1. 밀폐 용기에 쌀 식초 혹은 와인 비네거 300ml를 붓고 사과 300g을 깨끗이 씻어 껍질째 적당한 크기로 잘라 넣는다.

2. 그 상태로 냉장고에 7일간 놔두면 완성. 완성된 애플 사워는 적은 양을 그대로 마시거나 물에 타서 마신다.

비타민 C가 풍부한 과일로
장의 힘 UP!

아침에 과일과 올리브유를 함께 먹으면 비타민 C 흡수율이 높아진다

장에 이로운 영양소는 여러 가지가 있지만, 그중에서도 비타민 C 는 꼭 기억해 두세요. 비타민 C는 주근깨, 주름, 검버섯을 방지하는 미용 비타민이라는 이미지가 강하지만, 장 건강에도 꽤 이롭습니다. 식사를 통해 섭취한 비타민 C는 다른 영양소와 마찬가지로 장에서 분해됩니다. 이때 가스를 만드는데 이 가스가 장의 연동 운동을 활발 하게 해줍니다.

아침에 일어나서 비타민 C가 풍부한 과일 혹은 물 한 컵, 비타민 C 가 풍부한 과일 주스를 섭취하면 장이 가뿐히 움직이기 시작합니다. 변비 예방이나 개선에도 도움이 되지요. 아침에 먹으면 좋은 과일로는 귤, 오렌지, 레몬, 유자 같은 감귤류나 키위를 추천합니다.

비타민 C는 가열하거나 물에 씻으면 그 영양소가 파괴되기 쉽습니다. 채소는 조리가 필요하지만, 과일은 되도록 그대로 먹어야 비타민 C를 효율적으로 섭취할 수 있습니다.

귤을 먹을 때 과육과 껍질 사이의 하얀 실 같은 '귤락'을 떼버리고 먹는 사람도 있습니다. 귤락은 아무 맛도 나지 않고 식감이 좋지는 않지만 쾌장의 관점에서 보면 버리기 아깝습니다. 감귤류의 귤락에는 수용성 식이 섬유와 불용성 식이 섬유가 골고루 들어 있기 때문입니다. 쾌장을 생각한다면 먹는 게 바람직합니다.

피망(빨간 피망, 녹색 피망), 당근, 시금치, 양배추, 브로콜리에도 비타민 C가 많습니다. 비타민 C는 수용성이지만 지용성인 비타민 E(올리브유에 많이 포함)를 곁들이면 흡수율을 더 높일 수 있습니다.

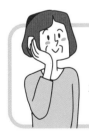

비타민 C는 지용성 비타민 E와 함께 섭취!
과일 + 올리브유를 함께 먹으면 비타민 C 흡수율 상승!

장과 혈관이 좋아하는
양파로 장의 힘 UP!

양파는 물로 너무 씻어내지 말고, 되도록 싱싱한 상태로 먹는다

채소에 포함된 항산화 물질은 장의 힘을 키우는 데 도움이 됩니다. 한편 담색 채소(녹황색을 제외한 색깔이 옅은 채소)를 대표하는 양파는 수용성 식이 섬유가 풍부해 쾌장을 만들어줍니다. 수용성 식이 섬유는 장의 이로운 균을 키워주는 먹이입니다.

양파에는 장에서 부티르산을 만들어주는 올리고당도 풍부합니다. 부티르산은 장의 중요한 에너지 공급원으로 부티르산이 부족하면 장이 제대로 작동하지 않습니다. 그 밖에도 혈관을 부드럽게 해주는 케르세틴, 혈액 응고를 늦춰주는 유화아릴 성분이 들어 있어 고혈압, 동맥 경화, 뇌혈전증, 뇌경색 예방에 도움을 줍니다.

양파의 영양소를 효율적으로 섭취하려면 날것으로 먹는 것이 바람직합니다. 유화아릴은 물에 쉽게 녹는 성질이 있습니다. 따라서 양파를 얇게 썰어 날것으로 먹을 때는 물에 너무 많이 씻지 않도록 합니다. 양파의 영양소를 효율적으로 섭취하는 방법으로는 잘게 다진 양파에 엑스트라 버진 올리브유를 섞어서 드레싱으로 만들어 먹는 것을 추천합니다.

장의 힘을 키우는 양파 드레싱 만들기

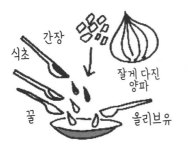

식초
간장
잘게 다진 양파
꿀
올리브유

1. 양파(중간 크기) 1개를 잘게 다진다.

2. 1에 간장(2큰술), 식초(1큰술), 꿀(1큰술), 엑스트라 버진 올리브유(1큰술)를 넣고 잘 섞는다.

쾌장 채소 삼총사
양파, 양배추, 당근으로 장의 힘 UP!

포테이토칩 같은 튀긴 음식은 삼간다

장에 좋은 식사라고 말하면 특별한 음식이라도 있는 줄 아는 사람이 많습니다. 앞에서 설명했듯이 우리가 보통 먹는 음식도 장의 힘을 키우는 데 부족함이 없습니다. 양파, 당근, 양배추, 감자는 웬만한 가정에는 다 있으니까요. 채소가 이만큼이나 남아돈다고 아까워하지 마세요. '장에 좋은 식자재가 이만큼이나 대기하고 있다'고 긍정적인 면만 생각합니다.

특히 양파·양배추·당근 삼총사는 떨어뜨리지 말고 수시로 먹는 게 좋습니다. 이 세 가지 채소에는 항산화 물질이 듬뿍 들어 있지요. 가격도 대체로 안정적이고 쉽게 살 수 있다는 장점도 있습니다. 양파·양배추·당근을 늘 비치하는 한편 다른 채소나 식자재를 살 때도 의식적으로 장에 좋은 것을 고르기 바랍니다. 고구마·감자·참마도 식이 섬유, 비타민, 미네랄이 풍부해 변을 부드럽게 하고 양을 늘려줍니다. 그럼으로써 장내 노폐물의 배출을 원활하게 해주지요. 불필요한 찌꺼기를 체외로 배출해 장내를 깨끗하게 해주면 면역력도 높아집니다. 이는 감염증과 질병 예방에도 도움이 되지요.

감자 종류는 금세 배부르다는 느낌을 주므로 적당히 간식이나 반찬으로 먹으면 과식을 막을 수 있습니다. 다만 음식점에서 파는 포테이토칩이나 해시 포테이토처럼 식용유를 사용한 음식은 피합니다. 어떤 식용유를 쓰는지 모르기 때문이지요. 집에서는 올리브유로 조리해서 먹으면 장에 부담을 주지 않는 건강한 메뉴가 됩니다.

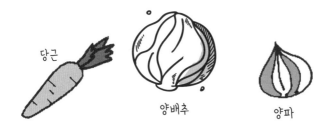

당근

양배추

양파

늘 함께해야 할 쾌장 채소 삼총사

식이 섬유가 풍부한
해조류와 버섯으로 장의 힘 UP!

버섯에는 수분, 수용성 식이 섬유가 풍부하다

장이 좋아하는 식이 섬유가 풍부한 대표적인 식자재를 꼽으라면 해조류, 버섯류입니다. 다만 변비 증세가 있는 사람이 해조류, 버섯류를 꼭꼭 씹지 않고 먹으면 소화가 충분히 되지 않아 변비가 더 심해지는 예도 있습니다. 또 복부 수술을 받은 사람은 장폐색증에 걸릴 위험이 있으니 해조류와 버섯류를 많이 먹지 않도록 주의합니다.

해조류는 수용성 식이 섬유의 일종인 알긴산(미끈거리는 점액 성분)을 포함하고 있습니다. 알긴산은 변을 부드럽게 해줍니다. 또 알긴산과 마찬가지로 변을 부드럽게 해주는 마그네슘도 풍부해 서로 상승효과를 냄으로써 변비 증상을 개선합니다. 복부 팽만감(배에 가스가 차서 거북한 상태)도 해소해 줍니다.

버섯류에 포함된 대부분의 식이 섬유는 장의 작용을 원활하게 해주는 불용성입니다. 하지만 많이 먹으면 변이 딱딱해질 우려가 있으니 수분, 수용성 식이 섬유가 풍부한 식품과 함께 먹는 것이 좋습니다.

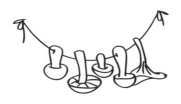

불용성 식이 섬유가 풍부한 버섯류

- **잎새 버섯** 면역력을 높여주는 베타글루칸, 칼슘 흡수를 촉진하는 비타민이 풍부.

- **팽이버섯** 염분 배출을 도와주는 칼슘이 풍부. 식이 섬유와 상승효과를 이뤄 혈압 조절에 효과적.

- **만가닥버섯** 신진대사를 촉진하는 오르니틴과 티로시나아제의 활성을 억제, 저해하는 물질을 포함하고 있어 피부 미용에 효과적.

- **표고버섯** 콜레스테롤 수치를 낮춰 동맥 경화를 예방하는 에리타데닌, 면역력을 높여주는 베타글루칸 함유.

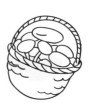

참치, 고등어, 정어리, 꽁치 같은
생선 위주의 반찬으로 장의 힘 UP!

생선은 되도록 날것으로 섭취하거나 40℃ 이하로 조리해야 한다

육식보다 생선을 주메뉴로 하는 편이 쾌장을 위한 좋은 식사입니다. 특히 참치를 권합니다. 참치에는 장내 환경을 쾌적하게 해주고 면역력 향상에 도움이 되는 글루타민이 풍부합니다. 그뿐만 아니라 참치는 단백질 함량도 많고, 그 안에 포함된 아미노산의 비율도 딱 알맞습니다.

고등어, 정어리, 꽁치처럼 등 푸른 생선도 좋습니다. 생선 기름에는 EPA(에이코사펜타엔산), DHA(도코사헥사엔산)라는 오메가-3 지방산이 풍부합니다. EPA는 중성 지방을 낮추는 작용을 해 의약품에도 사용되고 있습니다. DHA는 뇌의 활성화에 도움을 주는데, 이는 오메가-3

지방산이 장관 면역을 높이는 필수 요소이기 때문이지요. 오메가-3 지방산은 혈액의 흐름을 막힘없이 해주어 동맥 경화, 심근 경색을 방지하고 우울증 예방에도 효과가 있다는 조사 결과도 있습니다.

글루타민은 생선, 생고기, 날달걀처럼 '싱싱한 단백질'에 많이 포함되어 있는데 40℃ 이상으로 가열하면 그 성질이 변합니다. 그 때문에 생선은 회로 먹는 게 가장 좋습니다. 조리할 때는 불을 중간 세기로 합니다.

심한 스트레스를 받거나, 무리한 다이어트를 하거나, 감기에 걸리면 글루타민이 대량으로 소비됩니다. 글루타민의 손실이 발생하면 면역력이 낮아지지요. 감기 증상이 있거나 피로함을 느낀다면 생선을 먹고 글루타민을 보충해 면역력을 끌어올리도록 해야 합니다.

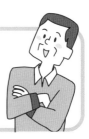

"면역력 향상에 좋은 글루타민은 생선, 생고기, 날달걀 같은 식품에 많이 함유되어 있어요!"

새싹보리로 장내 이로운 균을 늘려
면역력 UP! 심장병 위험 DOWN!

새싹보리는 변비를 해소하고 쉽게 살찌지 않는 체질을 만든다

새싹보리와 보리에는 수용성 식이 섬유의 일종인 베타글루칸이 들어 있습니다. 그중에서도 새싹보리는 장내의 이로운 균을 늘리고 해로운 균의 증가를 억제해 줍니다. 베타글루칸은 다음의 효과도 있습니다.

· 면역력 향상
· 혈중 콜레스테롤 수치 감소
· 혈당치 상승 억제
· 간 손상 보호

이러한 효과로 미국 식품의약국(FDA)이 '심장병 위험을 줄이는 데 도움이 된다'라는 표시를 허가할 만큼 인정받고 있습니다.

현대 사회에는 먹을 것이 풍부해지면서 주식으로 보리를 먹을 기회가 점차 사라졌고 흰쌀이 그 자리를 차지했습니다. 옛날 방식의 메뉴가 점차 줄어들면서 채소 반찬으로 섭취하는 식이 섬유의 양도 감소했습니다. 그 결과 변비, 당뇨병, 대장암 같은 질병에 걸리는 사람이 늘었지요. 식이 섬유 섭취량을 늘리기 위해서라도 밥을 지을 때 꼭 새싹보리를 섞어 먹기를 권합니다. 새싹보리는 분말 형태로도 판매하고 있어서 드레싱이나 플레인 요거트, 해독 주스에 넣어 먹어도 좋습니다.

새싹보리에는 불용성 식이 섬유도 포함되어 있어 수용성과 불용성 두 가지 식이 섬유의 상호 작용으로 장내 환경을 개선하고 면역력 향상에도 도움을 줍니다. 또한 변비, 복부 팽만감도 해소되면서 답답했던 배가 시원해질뿐더러 당과 지방 흡수가 완만해져 쉽게 살찌지 않는 체질로 만들어줍니다.

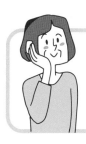

"분말 형태의 새싹보리도 시판되므로
드레싱이나 플레인 요거트에 곁들여도 좋아요!"

식물성 유산균이 풍부한
발효 채소 절임으로 장내 환경 개선!

발효 식품은 소량이라도 좋으니 매일 섭취하는 것이 중요하다

발효 식품으로는 동물성 유산균인 요거트와 치즈, 식물성 유산균인 채소 절임, 된장, 간장이 있습니다. 동물성 유산균의 대부분은 위액, 장액이 분비되면 죽기 때문에 대장에 도달하기 어려운 성질을 갖고 있습니다. 그렇다고 동물성 유산균을 섭취하는 게 의미가 없는 것은 아닙니다. 죽은 균은 죽은 균대로 장내에서 이로운 균의 먹이가 되어 장 건강에 공헌합니다. 한편 산, 알칼리에 의한 자극이나 온도 변화에 강한 식물성 유산균은 살아 있는 채로 장에 도달하기 쉬워 장내를 이로운 균이 좋아하는 약산성 환경으로 개선해 줍니다.

식물성 유산균 중에서는 라브레균이 주목을 받고 있습니다. 라브레균은 살아서 장에 도달하는 힘이 다른 식물성 유산균, 동물성 유산균보다 우세하다는 실험 결과도 있습니다.

한국의 전통 음식인 김장 김치에 이 라브레균이 많습니다. 그중에서도 제일 좋은 것은 묵은지이며, 각종 채소를 절인 장아찌 등에도 많이 들어 있으니 골고루 섭취하면 도움이 됩니다.

채소 절임은 초절임뿐 아니라 쌀겨 절임, 된장 절임, 소금 절임도 좋습니다. 채소 절임을 먹으면 쾌장을 만들어주고 변비 해소에도 도움이 됩니다. 다만 제대로 숙성하여 발효된 식품이 쾌장에 도움이 된다는 것을 기억하세요. 바로 절여 발효 전에 먹는 것은 도움이 되지 않습니다. 낫토, 식초, 살라미, 생햄, 요거트, 치즈, 피클도 발효 식품입니다. 따라서 매일 조금씩 꾸준히 섭취하면 쾌장을 만드는 데 좋습니다.

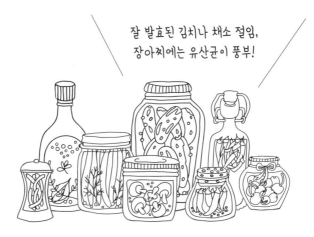

잘 발효된 김치나 채소 절임,
장아찌에는 유산균이 풍부!

단백질, 칼슘, 비타민이 풍부한
요거트 먹을 때 유의할 점

요거트를 쭉 먹었는데 효과가 없다면 다른 식품으로 바꾼다

변비 예방·해소를 위해 매일 요거트를 먹는 사람이 많습니다. 요거트와 치즈는 동물성 유산균을 포함한 식품입니다. 앞서 설명했듯이 동물성 유산균은 위장에서 쉽게 죽는 성질을 갖고 있습니다. 하지만 죽은 균은 이로운 균의 먹이가 되기에 쾌장에 도움을 줍니다.

요거트와 치즈 같은 유제품은 근육의 기초가 되는 단백질, 뼈의 재질이 되는 칼슘, 비타민이 풍부하다는 것이 매력입니다. 그런데 너무 많이 먹으면 배탈이나 설사를 유발할 수 있으며, 생활 습관병으로 이어질 우려가 있습니다. 특히 유당 불내증(유당을 분해·소화하지 못하는 증상)이 있는 사람이라면 더욱 주의해야 합니다.

요거트를 매일 아침 먹는 사람이라면 당 함유량이 적은 제품을 선택하고 너무 많이 먹지 않도록 합니다. 하루에 작은 컵 하나 정도의 양이 적당합니다. 요즘은 요거트 종류도 많아졌는데, 되도록 균이 살아 있는 채로 장에 도달하는 제품을 드시기 바랍니다. 유산균이 장에 도달하면 장관에 존재하는 면역 관련 세포를 활성화해 장관 면역을 높여주는 작용을 하기 때문입니다.

다른 식품도 마찬가지겠지만 요거트의 건강 효과는 사람에 따라 다릅니다. 효과가 있을 수도, 없을 수도 있습니다. 매일 요거트를 먹는데도 변비가 해소되지 않고 오히려 콜레스테롤 수치만 높아진 경우라면 굳이 요거트를 고집하지 말고 장의 힘을 향상하는 새로운 방안을 모색해 봅니다. 요거트가 장에 좋다고 믿는 사람이 많지만, 개인에 따라 역효과가 날 수도 있으니까요.

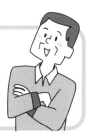

"요거트가 장에 좋다고 너무 많이 먹는 것은 좋지 않아요. 하루에 작은 컵으로 하나 정도가 적당해요!"

올리브유와
엑스트라 버진 올리브유의 차이

올리브유를 아침에 섭취하면 장의 연동 작용을 촉진한다

유럽인들은 예전부터 변비 해소에 올리브유가 좋다고 믿어왔습니다. 올리브유에 포함된 올레인산의 효과 때문입니다. 올레인산을 많이 섭취하면 소장에서 덜 흡수되는데, 이때 남은 것이 소장을 자극합니다. 그러면 대장으로 가는 길을 부드럽게 만들어주면서 배변하고 싶어집니다.

올레인산이 포함된 올리브유는 제조 방식에 따라 다음과 같이 분류됩니다.

● 엑스트라 버진 올리브유

올리브 과실을 착즙해 여과한 것. 화학 처리를 하지 않은 오일로 산화가 진행되지 않아 산뜻한 맛을 내는 것이 특징입니다. 버진 올리브유 중에서 최고급을 엑스트라 버진 올리브유라고 합니다. 샐러드의 드레싱으로 사용하거나 그대로 빵에 찍어 먹으면 좋습니다.

● 정제 올리브유

정제한 올리브유와 엑스트라 버진 올리브유를 섞은 것. 식자재를 볶는 등 가열할 때 사용하면 됩니다.

엑스트라 버진 올리브유는 아침 식사 시에 섭취하기를 권합니다. 버터 대신에 빵에 적셔 먹고, 샐러드에 뿌려 먹으면 아침 시간에 장의 연동 운동을 활발히 해줍니다. 엑스트라 버진 올리브유는 따뜻한 물을 식지 않게 하는 효과도 있습니다.

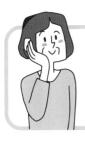

"엑스트라 버진 올리브유를 따뜻한 채소 수프나 된장찌개, 김치찌개에 넣어 먹어도 좋아요!"

항산화 물질이 풍부한
따뜻한 코코아차로 장 냉증 예방·개선

지질, 당질을 과도하게 섭취하지 않는다

초콜릿, 코코아의 원료인 카카오에는 폴리페놀이라는 항산화 물질이 포함되어 있습니다. 카카오 속 폴리페놀은 장 건강을 유지하는 데 도움이 됩니다. 이 외에도 카카오는 단백질, 식이 섬유, 테오브로민을 함유하고 있습니다.

카카오의 식이 섬유를 마시는 형태로 섭취하는 방법은 코코아차를 먹는 것뿐입니다. 테오브로민은 혈관을 확장해 체온을 올려주고 뇌에 작용해 느긋한 기분을 갖게 해주는 효과가 있으며, 장의 힘을 향상시키는 데도 좋습니다. 다만 초콜릿과 코코아에는 지방, 당질도 함께 들어 있으니 과다 섭취하지 않도록 주의해야 합니다.

추운 날 코코아차를 마시고 몸이 따뜻해진 경험을 한 적이 있을 겁니다. 단순히 따뜻한 물을 마셨을 때보다 뜨거운 물에 탄 코코아차를 마셨을 때 체온을 더 오래 유지했다는 실험 데이터도 있습니다. 커피에 비하면 코코아는 카페인 양도 상대적으로 적습니다. 장 냉증을 예방·개선하는 음료로 코코아차를 추천합니다.

올리고당과 올리브유를 더해 '쾌장 코코아차' 만들기

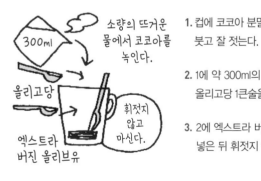

소량의 뜨거운 물에서 코코아를 녹인다.

올리고당

엑스트라 버진 올리브유

휘젓지 않고 마신다.

1. 컵에 코코아 분말과 소량의 뜨거운 물을 붓고 잘 젓는다.

2. 1에 약 300㎖의 뜨거운 물을 부은 다음 올리고당 1큰술을 넣고 잘 휘젓는다.

3. 2에 엑스트라 버진 올리브유 2작은술을 넣은 뒤 휘젓지 않고 그대로 마신다.

올레인산, 비타민 E가 많은
견과류로 장의 힘 UP!

요거트, 샐러드에 견과류를 조금 얹는다

원활한 배변을 위해서는 올레인산을 섭취하는 것도 좋습니다. 올레인산은 올리브유에 포함된 불포화 지방산으로 많이 알려졌는데 아몬드, 캐슈너트, 호두에 풍부합니다.

앞서 말했듯이 올레인산을 많이 섭취하면 소장을 자극해 배변하고 싶게 해줍니다. 견과류에는 비타민 E라는 항산화 물질도 많이 들어 있습니다. 올레인산과 비타민 E의 더블 효과로 장을 건강하게 해줍니다.

견과류는 배가 출출할 때 간식으로 먹어도 좋고, 비타민이 풍부한 베리류 과일을 요거트에 곁들어 먹거나, 시리얼에 섞어 아침 대용으로 먹어도 좋습니다. 또 식사할 때 선호하는 견과류를 잘게 부숴 샐러드에 뿌려 먹거나, 엑스트라 버진 올리브유 드레싱을 곁들이는 방법도 있습니다. 자신의 취향에 따라 응용해 보시기 바랍니다.

생선구이, 고기 요리에 어울리는 크리미 너트 소스 만들기

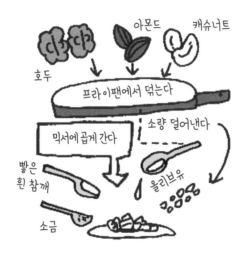

1. 캐슈너트(4큰술), 호두(3조각)를 프라이팬에서 살짝 덖는다. 그다음 소량은 덜어내고 나머지는 믹서에 곱게 간다.

2. 1에 올리브유(1큰술), 1에서 익혀서 덜어낸 것, 빻은 흰 참깨(1큰술), 소금(1/2작은술)을 넣고 잘 섞는다.

장 건강에 좋은
페퍼민트, 계피, 생강의 효과

장에 좋은 한방 재료로 차를 만들어 마신다

장에 좋은 한방 재료는 많지만 여기서는 페퍼민트, 계피, 생강 세 가지만 소개하지요. 세 가지 모두 차로 끓여 마시기를 추천합니다.

● 페퍼민트

예전부터 한방에서는 소화 불량, 명치 부분이 쓰라린 증세를 개선하는 데 페퍼민트를 사용했습니다. 또 독일에서는 과민성 장염 증후군 치료에 페퍼민트 워터가 사용되고 있습니다. 우리의 장은 기능이 떨어지고 상태가 나빠지면 가스가 찹니다. 이를 내버려두면 결장에 쌓인 가스가 위를 압박해 위염, 역류성 식도염과 같은 증상이 나타납니다. 페퍼민트에 들어 있는 멘톨이라는 물질(스피어민트에는 들어 있지 않음)은 가스 배출에 효과적입니다.

● **계피**

계피도 페퍼민트와 마찬가지로 예전부터 한방에서 사용된 재료입니다. 혈행을 촉진하고 체온을 유지하는 효과가 있어 장 냉증 개선에 좋습니다.

● **생강**

생강도 한방 생약의 하나로 여러 성분이 포함되어 있습니다. 대표적인 성분으로는 진저롤, 쇼가올이 있습니다. 이들 성분은 혈행 촉진과 더불어 발한이나 배뇨로 수분 대사를 촉진하는 작용을 합니다. 소화 기능을 높여주는 효과도 있어 장에 가스가 차서 생기는 복부 팽만감을 완화해 줍니다.

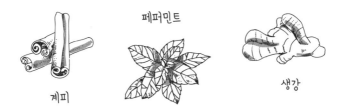

페퍼민트

계피

생강

장에 좋은 음식, 더 살펴볼까

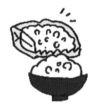

찬밥

소화되기 어려운 전분, 즉 난소화성 전분(resistant starch, 리지스턴트 스타치)이 포함되어 있어 장내 이로운 균의 먹이가 된다.

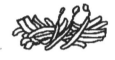

콩나물

식이 섬유를 섭취하고 싶을 때 먹으면 좋다. 부기를 가라앉히는 효과가 있는 칼륨이 풍부한 디톡스 식품이기도 하다.

강판에 간 무즙

매운 성분의 이소티오시아네이트(isothiocyanate)는 신진대사를 활발하게 하고 노폐물을 체외로 배출시키는 작용을 한다.

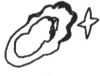

한천

식이 섬유뿐만 아니라 칼슘, 마그네슘, 철분 같은 미네랄도 풍부하다.

굴

장관 점막을 회복시키는 마그네슘, 면역력 유지에 중요한 아연을 함유하고 있다.

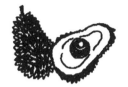

아보카도

수용성·불용성 식이 섬유가 균형
있게 포함되어 있다.

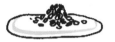

참깨

참깨 특유의 항산화 성분인 '고마
리구난'이 포함되어 있다.

밀기울 빵

밀기울로 만든 빵에는 식이 섬유
와 영양소가 풍부하다.

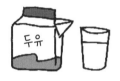

두유

필수 아미노산, 폴리페놀(항산화
물질), 올리고당이 풍부하다.

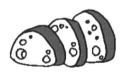

호밀빵

빵 중에서 가장 식이 섬유가 풍
부하다. 쾌장에 도움이 되는 올
리브유를 찍어 먹으면 더 좋다.

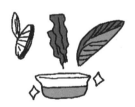

다시마, 말린 표고버섯,
가쓰오부시로 우려낸 육수

육수 속에 든 글루타민산이 장의
소화관 활동을 활발하게 해준다.

왜 여행지에서는 변비에 잘 걸릴까

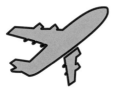

장이 환경 변화에 쉽게 반응하는 장기(臟器)라서 그렇습니다. 가령 해외여행은 시차로 인해 체내 시계가 뒤흔들려 장의 리듬에 영향을 줍니다. 국내 여행이라도 평상시와 다른 시간에 식사하거나, 익숙하지 않은 낯선 장소에서 오는 긴장감 때문에 장은 스트레스를 받습니다.

평소 장의 상태가 좋은 사람이 여행지에서 변비에 걸렸다면 마그네슘이 많이 함유된 미네랄워터를 충분히 마시면 좋습니다. 식사할 때도 올리브유를 섭취하면 배변이 쉬워집니다. 반면 평상시 변비 증세가 있다면 연변하제 같은 변비약을 챙겨 가는 것이 좋겠지요.

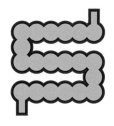

3장

올바른 생활 습관이
쾌장을 만든다

3장에서는 장 건강을 넘어 몸의 균형을 유지하여
건강해지는 일상의 습관에 대해서 알아봅니다.
아침에 일어나면서부터 잠자리에 들 때까지,
쾌장을 돕는 11가지 습관을 살펴보면서 실천해 보세요.

쾌장을 위한 습관 1
기상 후 물 한 컵 마시기

자고 일어나 물 한 컵을 천천히 마시면 장 활동이 시작된다

장의 힘 향상을 위해 아침에 일어나자마자 물 한 컵 마시기를 습관화하면 좋습니다. 장의 움직임을 연동 운동이라고 하는데, 그중에서도 강한 수축 운동을 함으로써 배변을 일으키는 대연동이 있습니다.

음식물이 위에 들어가면 위 결장 반사가 일어나고 이어서 대연동이 일어납니다. 대연동은 점심 식후, 저녁 식후에도 일어나지만 아침에 가장 활발하지요. 따라서 아침에 일어나면 먼저 물 한 컵을 마시고 식사한 후, 화장실 볼일을 마칩니다. 그렇게 하루를 시작하면 장의 리듬이 흐트러지지 않습니다. 점심 먹은 다음이나 저녁 식사 후에 일어나는 대연동이 배변으로 이어지는 데는 개인차가 있습니다.

수분은 위를 자극하기 위함이니 취향에 따라 뜨거운 물, 커피, 차를 마시면 됩니다. 다만 찬물은 장을 차갑게 하기 때문에 삼가는 게 좋습니다. 또한 벌컥벌컥 마시면 위와 장이 놀라니 뜨겁거나 미지근한 음료를 조금씩 천천히 마십니다.

장의 리듬이 규칙적이고 매일 배변하는 습관이 붙으면 자율 신경의 균형도 좀체 흐트러지지 않습니다. 몸이 쉽게 차가워지거나 붓거나 혹은 화장실에 자주 간다는 이유로 수분 섭취를 꺼리는 사람도 있지만, 수분 부족은 변비의 원인이 됩니다. 계절에 구애받지 말고 하루에 1.5~2L의 물을 마십니다. 수분 부족은 변을 딱딱하게 만듭니다. 매일 충분히 수분을 섭취하면 장 속 노폐물에도 수분이 스며들어 보다 편하게 배변할 수 있습니다.

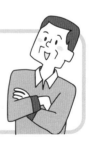

"아침 물 한 컵, 하루 1.5~2L의 물 마시기를 생활화하면 변비 예방에 도움이 됩니다."

쾌장을 위한 습관 2
아침 식사 30분 후 배변하기

외출 시에도 화장실 볼일은 절대 참지 않아야 한다

아침에 화장실 가기를 습관화하는 이유는 집을 나서기 전에 화장실 볼일을 마치면 안심이 되고, 몸도 가뿐해지기 때문이지요. 아침은 배변하기 쉬운 상태입니다. 일어나자마자 물을 마시고 아침을 먹고 나면 장의 대연동이 시작됩니다. 하지만 대연동은 20~30분가량만 지속됩니다. 그러므로 아침을 먹고 30분 후에는 화장실 볼일을 마치는 게 가장 좋습니다. 혹여 그때 배변을 할 수 없어도 포기하지 말고, 대변 징후가 생기면 화장실에 가는 습관을 들입니다. 일주일 정도 지속하면 배변 리듬이 생깁니다.

외출했을 때, 대변 징후가 왔는데도 이를 참게 되면 점차 징후가 약해지면서 변비가 만성화될 수 있습니다. 출근 시간 전에 집에서 배변하는 습관이 잘 안 들면 배변 시간에 맞춰 직장이나 지하철역 등 본인이 편히 볼일을 볼 수 있는 화장실을 정해 두는 것도 좋습니다.

아침 배변을 위한 TIP

1. 아침은 꼭 먹고, 저녁은 되도록 이른 시간에 먹는다.
2. 탄수화물을 잘 섭취한다.
3. 수분을 충분히 섭취한다.
4. 아침에 일어나자마자 물 한 컵을 마신다.
5. 아침 먹고 20~30분 후에는 화장실에 가는 습관을 만든다.

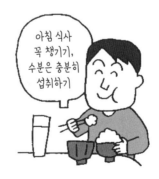

쾌장을 위한 습관 3
과도한 냉방·난방 하지 않기

난방이 너무 잘된 곳에서 바깥으로 나오면 더 춥게 느껴진다

지구 온난화로 인해 여름은 더 덥고 겨울은 더 추운 현상이 날로 더해 가고 있습니다. 특히 여름이 더 길어지고 있는 탓에 에어컨은 이제 필수품이 되었지요. 하지만 에어컨의 과도한 사용은 냉증을 불러일으킵니다. 장의 상태를 악화시키지요. 에어컨을 사용하면서 장에 부담을 주지 않으려면 바깥 기온과의 차이를 크게 하지 않아야 합니다. 실내와 실외의 온도 차가 10℃ 이상이 되면 장의 냉증이 시작되면서 자율 신경의 균형이 흐트러집니다. 마음과 몸에 불쾌한 증상이 나타나지요.

너무 얇은 옷도 좋지 않습니다. 특히 배 부위는 계절과 관계없이 차갑게 하면 안 됩니다. 여름철에도 지하철 같은 교통수단, 슈퍼마켓, 백화점 같은 냉방이 잘되는 곳에서는 카디건과 같은 얇은 웃옷을 입어 장이 냉증에 걸리지 않게 보호해 주는 것이 좋습니다. 봄가을은 아침저녁의 일교차가 심하니 옷에 신경 써서 컨디션을 조절합니다.

겨울도 예전보다 실내와 실외의 온도 차가 커졌습니다. 난방이 단순했던 예전과 달리 지금은 실내 난방, 전기 카펫, 전기담요처럼 난방 기구가 광범위해지면서 실내 온도 자체가 올라갔기 때문이지요. 따뜻한 실내에서 추운 바깥에 나가면 실제 온도보다 더 춥게 느껴집니다. 외출할 때 옷에 신경을 쓰고, 실내를 너무 덥지 않게 하는 게 좋습니다.

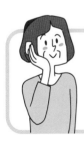

"실내와 실외의 온도 차가 10℃ 이상이 되면 장의 냉증이 시작되므로 주의해야 해요."

쾌장을 위한 습관 4
식후 30분간 낮잠 자기

짧은 낮잠도 장 회복에 충분한 효과가 있다

여름은 찌는 듯한 무더위와 과도한 에어컨 사용으로 식욕이 떨어지고, 몸도 나른해지는 계절입니다. 하지만 예전과 달리 기후가 크게 변하면서 원래는 기분 좋게 지내야 할 봄가을조차 우리의 장, 몸이 힘들어하기도 합니다.

봄가을은 그날 기후에 따라 기온이 크게 달라지기도 하지요. 아침저녁에는 쌀쌀하다가 낮에는 땀이 흐를 정도로 하루의 기온 차가 클 때도 있습니다. 봄에는 생활 환경의 변화가 더해지면서 봄을 타는 나른함, 가을에는 여름의 피곤함이 쌓여 가을을 타는 나른함이 나타나기도 하지요. 맥이 없거나 나른함을 느끼면 식생활을 잘 챙기고, 기온 변화에 민감하게 대처하며, 적당한 운동을 하는 것이 기본입니다.

낮잠을 자는 것도 괜찮은 방법입니다. 남유럽 국가는 오래전부터 더운 여름에 낮잠(siesta, 시에스타)을 자는 습관이 있습니다. 점심시간을 포함해 오후 1~4시 사이에 휴식 시간을 갖고 충분히 쉽니다. 물론 남유럽이 아닌 다른 나라에서는 실행하기가 무척 어렵습니다. 하지만 점심 식사 후 30분 정도만 낮잠을 자도 충분한 효과가 있습니다. 짧은 시간이라도 몸이 개운해질 테니 시도해 볼 가치는 충분히 있지요.

잠이 안 오면 눈을 감고 여유롭게 쉬면 됩니다. 눈언저리를 따뜻하게 하면 단시간에 부교감 신경이 우세해져 느긋하고 편안해집니다. 40℃ 정도의 뜨거운 물수건을 눈에 대고 있으면 도움이 됩니다.

낮잠을 자기 전에 커피 한 잔을 마시는 것도 좋습니다. 커피 한 잔에 들어 있는 카페인은 30분 후면 각성 효과를 발휘하기 때문에 낮잠에서 기분 좋게 깨어날 수 있지요.

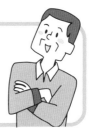

"낮잠에서 기분 좋게 깨려면 낮잠을 자기 전에 커피 한 잔을 마셔요!"

쾌장을 위한 습관 5
따뜻한 물에 목욕하기

입욕을 하면 몸도 마음도 느긋해진다

입욕은 장을 따뜻하게 해 장의 작용을 활발하게 해주는 손쉬운 방법입니다. 시간이 없어 샤워만으로 끝내면 장 냉증이 생길 가능성이 커집니다. 입욕할 환경이 된다면 오늘부터라도 실행합니다. 38~40℃의 물에 몸을 담그면 부교감 신경이 우세해져 몸과 마음이 느긋해지고 편해집니다. 또 장관 운동을 촉진하여 장에 쌓인 가스를 방귀로 배출하기 쉬워집니다.

반신욕, 전신욕은 각기 다른 장점이 있습니다. 냉증이 있다면 38~40℃의 물에 20~30분 정도 반신욕을 하는 것이 좋습니다. 느긋하게 몸을 담그고 있으면 몸의 구석구석까지 혈액이 돌면서 냉증도 개선됩니다. 자율 신경의 균형도 잘 맞춰지게 되지요.

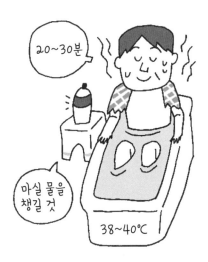

- 물 온도는 38~40℃, 물의 양은 가슴 중앙 전면의 움푹 들어간 곳까지 오면 된다.

- 입욕 시간은 20~30분. 얼굴이나 몸이 빨갛게 달아오를 정도로 너무 오래 하지 않는다.

- 욕실이 추우면 어깨에 타월을 걸친다.

- 마실 물을 준비한다.

- 식후에 바로 하지 말 것. 적어도 1시간 내지 1시간 30분 후에 하는 것이 좋다.

쾌장을 위한 습관 6
아로마 목욕하기

취향에 맞춰 향과 효능을 자유롭게 선택한다

입욕할 때 입욕제를 사용하는 것도 좋습니다. 시판하는 입욕제도 많지요. 탄산욕은 따뜻한 효과를 높여줍니다. 목욕물을 받아 좋아하는 아로마 오일을 몇 방울 떨어뜨립니다. 아로마 오일의 성분은 두 가지 방식으로 효과를 발휘합니다. 첫째, 피부로 스며들어 혈액 속에 합류합니다. 둘째, 공기 중에 퍼진 성분이 호흡을 통해 몸속으로 들어가지요. 올리브유(1큰술)에 서너 방울의 아로마 오일을 섞으면 아로마 오일이 희석되어 사용하기 좋습니다.

아로마 오일은 약효가 있어 몸 상태가 좋지 않으면 오히려 신경이 예민해질 수도 있습니다. 그러므로 입욕 시에는 욕실을 꼭 닫아두지 말고 환기가 잘되게 합니다.

●전신욕

목욕물은 약간 뜨겁다고 느껴지는 42℃ 전후가 좋습니다. 올리브유로
희석한 아로마 오일을 넣고 탕에 들어가고 나오기를 반복합니다.

●반신욕

38~40℃의 물에 올리브유로 희석한 아로마 오일을 넣고 가슴 가운데
움푹 들어간 곳까지 몸을 담그고 20~30분간 입욕합니다.

아로마 오일 종류

· **일랑일랑** 스트레스, 불면 해소

· **스위트 오렌지** 혈행 촉진, 정신적 피로감 해소

· **레몬** 혈행 촉진

· **라벤더** 스트레스, 울적한 기분 해소

· **마조람** 침착한 기분, 숙면

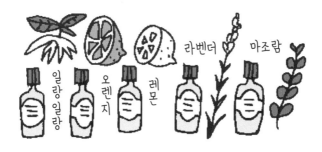

쾌장을 위한 습관 7
주 1~2회 장 마사지하기

페퍼민트를 배합한 입욕제는 배 속 가스를 쉽게 배출해 준다

목욕물에 몸을 담그면 장 냉증의 예방·해소뿐 아니라 장의 기능을
활성화해 줍니다. 다만 물이 너무 뜨거우면 교감 신경이 우세해지므
로 주의가 필요합니다. 장이 활발히 움직이려면 부교감 신경이 우세
해지는 적당한 온도가 좋고, 그래야 심신이 편안해집니다.

입욕 시 주 1~2회는 장 마사지를 권합니다. 페퍼민트를 배합한 입
욕제를 넣으면 장에 쌓인 가스가 체외로 배출되기 쉬워집니다. 목욕
물에 몸을 담근 채 양손으로 장 부위를 지그시 눌러줍니다. 누를 때
는 숨을 내쉽니다. 장 마사지를 하고 나면 배뿐 아니라 기분도 느긋
해지는 것을 느낄 수 있습니다.

장 마사지하기

1. 반신욕을 한다.(127쪽 참조)

2. 하복부 오른쪽 위에 손바닥을 대고 천천히 압박하면서 골반을 따라 위쪽으로 이동한다.

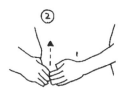

3. 배꼽의 약간 윗부분에서 배꼽의 아랫부분을 거쳐 왼쪽 옆구리를 향해 압박하면서 손바닥을 이동한다.

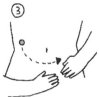

4. 왼쪽 옆구리에서 골반의 안쪽을 따라 내려오듯이 압박한다.

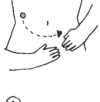

5. 1~4 과정을 2~3회 반복한다.

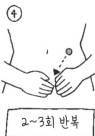

2~3회 반복

쾌장을 위한 습관 8
10분 족욕하기

잠자기 전에 족욕을 하면 숙면을 취할 수 있다

본디 족욕은 정신 질환 환자처럼 전신욕이 부담되는 사람을 위해 의료·복지 분야에서 시작된 것이지요. 수압이 발에만 작용해 급히 혈압이 오르지 않고, 에너지 소비량도 적어(피곤하지 않음) 몸에 편안한 입욕법입니다.

족욕은 냉증 개선뿐 아니라 부기를 가라앉혀 무겁고 피곤한 하반신을 많이 풀어줍니다. 또 부교감 신경을 자극하여 쾌적한 수면을 돕습니다. 잠자기 전이나 여유로운 기분을 만끽하고 싶을 때 혹은 전신욕이나 반신욕을 할 기운이 없을 때 족욕을 하면 좋습니다.

10분 족욕하기

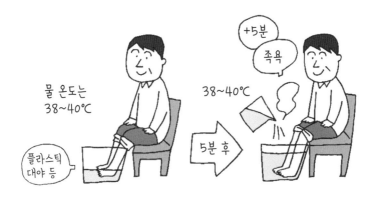

1. 38~40℃ 정도의 뜨거운 물을 발목이 잠길 만큼 준비한다.

2. 의자에 앉아 양발의 끝부터 천천히 뜨거운 물에 담근다.

3. 5분이 지나면 무릎 아래까지 차도록 38~40℃의 뜨거운 물을 더 넣는다. 그리고 5분 더 담근다.

POINT
• 족욕을 할 때 물 온도가 너무 내려가지 않도록 주의한다.
• 미지근한 물 등을 마셔 수분을 보충한다.
• 족욕을 하면서 발바닥이나 복숭아뼈를 마사지해도 좋다.

쾌장을 위한 습관 9
아로마 테라피

코, 피부를 통해 약효 성분이 전신으로 스며든다

아로마 오일은 식물의 방향 물질에 포함된 약효 성분을 추출한 정유입니다. 이 약효 성분이 컨디션 난조를 개선하고 줄여주지요. 정유의 향을 맡으면 그 유효 성분이 코에서 기관지, 폐로 이동하면서 혈액으로 스며듭니다. 전신을 순환하는 셈이지요.

아로마 오일을 피부에 바르면 표피의 피부 장벽을 통과해 피하 조직으로 침투합니다. 그다음 모세 혈관을 거쳐 혈액에 섞이면서 몸에 작용하지요. 아로마 오일은 혈액 순환을 좋게 하고, 몸을 따뜻하게 해주는 뛰어난 효과가 있습니다. 장의 기능 향상에도 도움이 되지요.

오일	향	효능
계피	톡 쏘는 깊은 향	심신이 느긋해진다. 장내 가스를 배출시킨다. 위 기능을 좋게 한다. 혈행 촉진, 해독 작용을 한다. ※자극이 강해 마사지에는 사용하지 않으며 임산부는 금함.
스위트 오렌지	감귤류의 신선한 향	심신을 편안히 해준다. 장내 가스를 배출시킨다. 위 기능을 좋게 하며 식욕 증진, 해독 작용을 한다.
카더멈	레몬처럼 달고 새큼한 향	몸을 따뜻하게 해준다. 피로 해소, 배변 촉진, 장내 가스 배출을 돕는다.
갈바눔	숲의 신선한 향	가래 제거, 진통, 뭉친 근육을 풀어주는 효과가 있다.
진저(생강)	쌉싸름하고 톡 쏘는 향	배변 촉진, 강장 작용, 장내 가스 배출, 가래 제거, 해열, 위 기능 향상을 돕는다. 해독, 식욕 증진, 토할 것 같은 기분을 억눌러준다. 진통 효과가 있으며 땀을 내게 해준다.
페퍼민트	청량하고 시원한 향	장내 가스 배출, 가래 제거, 해열, 진통 효과, 위 기능 향상을 돕는다. 해독, 식욕 증진, 땀을 내게 해주고 항염증 효과도 있다.
타임	강하고 달콤한 향	기억력과 집중력 향상, 항우울·감기 증세 개선, 식욕 증진, 장내 가스 배출을 돕는다.
라벤더	자극적이지 않은 은은한 향	강심(强心) 효과, 장내 가스 배출, 혈압 강하, 해독, 살균 작용을 한다.

쾌장을 위한 습관 10
페퍼민트 온찜질하기

병원에서도 장 기능이 떨어진 환자를 대상으로 실시한다

변비 예방·해소의 기본은 규칙적인 생활과 더불어 평소 장이 좋아하는 음식을 먹고, 적당한 운동을 하는 것입니다. 그러나 한시라도 빨리 변비를 개선하고 싶다면 페퍼민트 더운찜질을 해보시기 바랍니다. 수술 후 장 기능이 떨어져 변비가 생긴 환자를 대상으로 병원에서 실시하는 방법입니다.

페퍼민트는 장에 고인 가스를 배출시키는 작용을 합니다. 변비 해소에 효과적이지요. 페퍼민트의 효능과 더불어 뜨거운 물에 의한 온열로 장의 신경이 자극을 받아 장 기능이 좋아집니다.

변비 해소에 좋은 페퍼민트 온찜질하기

찜질팩 만들기 준비물 | 끓인 물 2L, 페퍼민트 에센셜 오일 2~3방울 혹은 박하유 1방울, 페이스 타월, 비닐 팩, 큰 타월

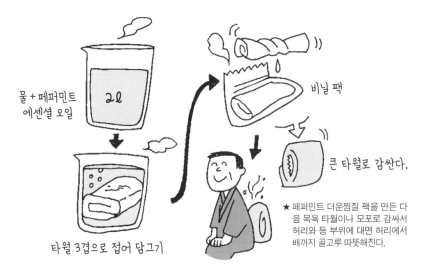

물 + 페퍼민트 에센셜 오일

2ℓ

타월 3겹으로 접어 담그기

비닐 팩

큰 타월로 감싼다.

★ 페퍼민트 더운찜질 팩을 만든 다음 목욕 타월이나 모포로 감싸서 허리와 등 부위에 대면 허리에서 배까지 골고루 따뜻해진다.

1. 뜨거운 물에 페퍼민트 에센셜 오일 혹은 박하유를 넣고 잘 섞는다.

2. 페이스 타월을 3겹으로 접어 1에 담근다.

3. 2의 타월을 물이 흐르지 않을 정도만 짜서 비닐 팩에 넣는다.

4. 3을 잘 마른 큰 타월에 싸서 허리에 댄다.

쾌장을 만드는 음식 먹기

스트레스 해소에 효과가 있는 음식을 먹는다

스트레스는 장에 악영향을 끼칩니다. 스트레스의 원인은 워낙 다양해 일상생활 전반에서 스트레스를 전부 제거할 수는 없습니다. 그러므로 자신만의 스트레스 해소법을 찾아보는 게 바람직하겠지요.

스트레스 해소법은 어떤 것이라도 좋습니다. 그렇다고 무턱대고 먹거나, 과음 및 흡연을 하는 것으로 스트레스를 해소하는 것은 장에 부담을 주니 삼갑니다. 물론 이러저러한 방법이 최고라는 정답은 없지요. 누구에게는 좋은 스트레스 해소법이라도 또 다른 누군가에게는 거꾸로 스트레스가 될 수도 있으니까요.

즐거운 스트레스 해소법을 스스로 찾아봅시다. 뭘 해야 좋을지 모른다면 4장에서 소개하는 명상, 스트레칭, 복식 호흡을 해봐도 좋습니다.

어느 정도까지는 음식으로 스트레스나 스트레스로 인한 증상을 완화할 수도 있습니다. 그러나 계속해서 스트레스를 받는다면 장내에 가스가 찹니다. 이럴 때는 살아 있는 채로 장에 도달해 이로운 균을 늘려주는 식물성 유산균이 들어 있는 음식을 먹거나 장내 가스 배출에 효과적인 페퍼민트 더운찜질을 권합니다.

키위, 딸기, 브로콜리처럼 비타민 C가 많이 함유된 식품은 심리적 스트레스 해소에 효과가 있습니다. 행복 호르몬이라고 불리는 세로토닌이 제대로 분비되면 우리 몸은 스트레스에 강해집니다. 세로토닌의 토대가 되는 트립토판이 함유된 식품을 잘 챙겨 먹어도 스트레스 해소에 도움이 되겠지요. 트립토판이 포함된 식품으로는 바나나, 아보카도, 어패류, 두부 등이 있습니다.

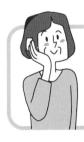

"바나나, 아보카도, 어패류, 두부는 스트레스 해소에 도움이 되는 트립토판이 들어 있어요."

부교감 신경을 자극하여
쾌장을 만드는 음악과 색채 요법

피로 해소에는 보사노바, 이지 리스닝을 추천한다

우리 몸속 장의 작용을 활성화하려면 심신을 느긋하게 만들어 부교감 신경을 우세하게 해야 합니다. 이럴 때 음악이 도움이 되지요. 음악은 소화 궤양, 과민성 장염 증후군 같은 질환에 효과가 있다고 의학지에도 게재될 정도입니다. 알다시피 음악의 멜로디는 심리에 영향을 끼칩니다. 쇼팽의 〈강아지 왈츠〉를 들으면 쾌활한 기분이 되고, 베토벤의 〈월광 소나타〉를 들으면 슬픈 심정이 되는 것처럼 말이지요.

그렇다면 어떤 음악이 장에 좋을까요? 물론 들으면 변비가 해소되거나 장내 세포가 늘어나는 특정한 음악은 없습니다. 다만 부교감 신경을 자극하고 심신을 느긋하게 해주는 측면에서 고려해 본다면 슬로 템포에 개방감이 있는 아름다운 멜로디가 좋겠지요.

어떤 병원의 조사 결과에 따르면 여유 있는 템포, 밝은 멜로디, 가사가 별로 없는 음악이 심신을 느긋하게 해준다고 합니다. 장르로 따지면 보사노바, 이지 리스닝이 해당됩니다. 그렇다고 좋아하지도 않는 장르를 억지로 들을 필요는 없겠지요. 스스로 편안해진다고 느끼는 음악이라면 세미클래식도 좋고 재즈도 괜찮습니다.

또한 시각적으로 심신을 편안하게 해주는 색채 요법을 시도해 보는 것도 좋습니다. 가장 효과가 있는 색은 녹색입니다. 슬로 템포 음악을 들으며 초록빛 가득한 삼림욕을 즐긴다면 장뿐만 아니라 뇌도 마음도 좋아합니다.

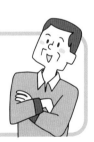

"슬로 템포의 음악은 피로 해소에 매우 효과적입니다."

스트레스를 완화해 긴장을 풀어주는
하모니, 코러스, 아카펠라

디지털 비트의 곡보다 아카펠라가 심신을 느긋하게 풀어준다

음악은 교감 신경을 우세하게 하는 것과 부교감 신경을 우세하게 하는 것이 있습니다. 가사의 의미가 복잡하고 듣는 데도 집중력이 필요하거나 불협화음, 들쑥날쑥한 리듬으로 불안감을 느끼게 하는 음악은 교감 신경을 우세로 만들지요. 반면에 부교감 신경을 우세하게 하는 것은 느린 템포, 밝은 멜로디, 가사가 많지 않은 음악입니다.

불안감, 스트레스가 심한 경우 합창곡이나 아카펠라를 듣는 것이 도움이 될 것입니다. 사람의 목소리로 들려주는 하모니는 교감 신경이 우세해지기 쉬운 현대인의 스트레스를 완화해 주면서 심신을 편안하게 이끌어주는 역할을 합니다.

불교 의식에서 볼 수 있는 성명(聲名, 미묘한 음성으로 곡조를 붙여 게송 따위를 읊는 일)은 한 승려가 먼저 시작하고 나중에 십수 명의 승려가 차례로 가담하면서 음이 겹쳐지는데, 들으면 묘하게 심신이 편안해 지는 느낌을 받습니다.

꼭 성명이 아니라도 본인의 종교에 따라서 편안한 방법을 선택하면 좋습니다. 예를 들어 기독교라면 성경 낭독이나 잔잔한 찬양곡 듣기를, 불교라면 불경을 소리 내 읊는다든지 하는 것입니다. 이것 역시 자연스럽게 부교감 신경을 우세하게 하여 불안감을 가라앉히고 마음을 편안하게 해주는 효과가 있습니다.

긴장이 완화되어 심신이 편안할 때 장도 편안해집니다.

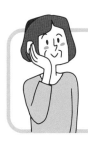

"긴장 완화에는 강한 비트의 디지털 음악보다는
하모니가 있는 아카펠라 같은 음악이 좋아요."

장 활동을 촉진하는
명상법

명상 방법은 자유, 초보자에게는 만트라 명상을 추천한다

명상이라고 하면 대부분 절처럼 조용한 곳을 찾아 좌선하는 모습을 떠올리곤 합니다. 하지만 지금은 언제라도 어디서든 할 수 있게끔 장벽이 많이 낮아졌지요. 명상을 제대로 하면 심신이 편안해지는 것을 느낍니다. 부교감 신경이 우세해지면서 장이 건강해집니다.

명상은 선종의 좌선에서 사용하는 말로 표현하면 조신(調身, 몸을 가다듬고), 조식(調息, 호흡을 가다듬으며), 조심(調心, 마음을 가다듬는다)의 세 가지 요소로 이루어집니다. 명상하는 방법은 다양하니 자신에게 맞는 것을 선택하면 됩니다. 여기서는 만트라(mantra) 명상법을 소개합니다. 만트라는 신비한 힘이 담긴 주문을 반복하여 되뇌이는 것을 말합니다. 불교에서는 진언이라고 하지요.

만트라(주문)를 계속 외우면 잡념을 떨쳐버리는 데 도움이 되어 명상에 집중할 수 있다.

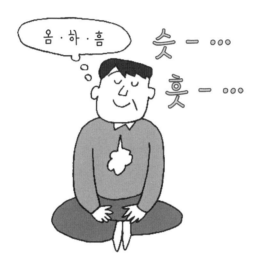

1. 등을 똑바로 펴고 앉아 눈을 감는다.

2. 조용히 복식 호흡을 한다.

3. 이마에 의식을 집중한 뒤 차례차례 아래로 내려오면서 코, 입, 목, 어깨 등으로 의식을 향한다. 그러면서 몸의 각 부위가 편안해지는 상상을 한다.

4. 3의 동작을 하면서 속으로 자신이 선택한 기도문이나 단어를 천천히 반복하며 읊조린다.

수면의 질이 나쁘면
장내 환경이 악화된다

잠을 자도 피곤함이 가시지 않는다면 수면의 질이 나쁜 탓일 수 있다

질 좋은 수면을 취했는지 아닌지는 장내 환경의 상태에 크게 영향을 끼칩니다. 잠을 제대로 못 자면 생활 리듬이 깨지면서 장의 리듬도 헝클어집니다.

수면은 심신의 피로를 푸는 필수 항목입니다. 잠이 부족하면 피곤함이 남아서 스트레스가 쌓입니다. 장에도 큰 부담을 주지요. 푹 잠들지 못하거나 한밤중에 잠이 자주 깨고, 아침에 개운하게 눈뜨지 못하거나 혹은 일어나도 몸이 묵직한 기분이 가시지 않고, 푹 잔 것 같은데도 피곤하다면 수면에 문제가 있을 수 있습니다. 쾌장을 위해 질 좋은 수면을 취하도록 각별히 신경을 쓰는 게 좋습니다.

쾌장을 위한 숙면법

- 아침에 일어나면 햇볕을 쬔다.
- 식사는 규칙적으로 하고 생활 리듬을 지킨다.
- 하루를 빈둥거리거나 지루하게 보내지 말고, 의식을 갖고 활동한다.
- 걷기, 스트레칭, 요가처럼 가벼운 활동을 습관화한다.
- 입욕은 잠자기 1시간 전에 마친다.
- 자신에게 편안한 침구, 잠옷을 고른다.
- 실내 온도·습도를 적절히 조절한다.
- 침실은 조용하고 되도록 어둡게 한다.

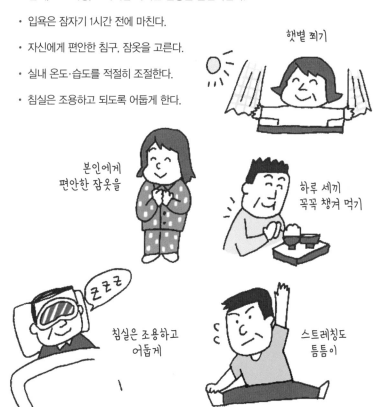

햇볕 쬐기

본인에게
편안한 잠옷을

하루 세끼
꼭꼭 챙겨 먹기

침실은 조용하고
어둡게

스트레칭도
틈틈이

과도한 스마트폰 사용은
장 건강에도 악영향을 끼친다

자세가 나빠지고, 질 좋은 수면도 방해한다

스마트폰은 현대 생활에 빼놓을 수 없는 편리한 도구지만, 과도한 사용은 건강에 여러 피해를 줍니다. 과도한 스마트폰 사용으로 심신에 스트레스가 쌓이면서 생기는 질병을 VDT(Visual Display Terminal) 증후군이라고 합니다. 요즘 꽤 큰 문제가 되고 있지요.

VDT 증후군의 주요 증상으로는 눈의 피로 및 통증, 시력 저하, 손 떨림, 목과 어깨 결림, 불안, 초조, 우울감이 있습니다. 장은 스트레스에 크게 영향을 받습니다. 특히 뇌, 마음의 상태에 민감하게 반응하지요. 시간 가는 줄 모르고 스마트폰에 매달려 있으면 점점 자세가 나빠지면서 고양이 등처럼 휩니다. 장을 부자연스럽게 압박하는 고

양이 등은 장내 환경에 좋을 리가 없지요.

스마트폰을 보는 것은 수면의 질과도 크게 관련이 있습니다. PC, 스마트폰, 태블릿 PC가 발산하는 블루 라이트는 시신경을 자극해 수면에 관련된 중요한 호르몬인 멜라토닌의 분비를 억제합니다. 멜라토닌 분비량이 적으면 잠자리가 편하지 않지요. 따라서 숙면을 위해서는 침실에는 스마트폰을 두지 않는 게 현명합니다.

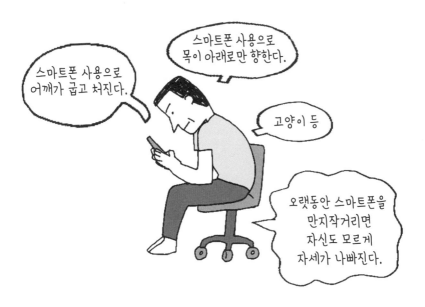

스마트폰 사용으로 목이 아래로만 향한다.

스마트폰 사용으로 어깨가 굽고 처진다.

고양이 등

오랫동안 스마트폰을 만지작거리면 자신도 모르게 자세가 나빠진다.

지나친 변비약 의존은
부작용이 따른다

변비약, 관장은 의사나 약사의 지시에 따라 사용한다

변비가 생길 경우 약물 치료보다는 가급적 식이 요법과 생활 습관 개선을 통해 치료하는 것이 좋습니다. 변비가 너무 심해 어쩔 수 없다며 변비약에 의존하면 대장이나 항문 괄약근의 활동이 약해집니다. 변이 항문 근처에 있어도 대변 징후를 느끼지 못하지요. 그런데 대변 징후를 느끼지 못하더라도 배가 빵빵해지거나 아픈 것은 확실히 압니다. 그러면 또 변비약을 먹는 악순환이 거듭되지요.

변비약에 의존할수록 대장의 활동이 약해져 배변을 할 수 없게 됩니다. 또한 대장에 쌓인 가스가 장을 압박해 위나 식도의 활동까지 악화시켜 소화력이 떨어집니다. 불안·초조, 우울증 같은 마음의 병도 생길 우려가 있지요.

변비약을 먹어도 좀체 나아지지 않거나, 변비약을 자주 먹고 있다면 일단 의사에게 진찰을 받아보는 게 좋습니다. 도무지 배변 할 수 없을 때 마지막 수단으로 배변 촉진 좌약을 쓸 수 있습니다. 하지만 전문가의 처방 없이 자기 판단으로 남용하면 안 됩니다. 즉효성이 있지만, 변비약과 마찬가지로 자력으로 배변할 힘을 약화시킬 수 있습니다. 따라서 배변 촉진 좌약을 사용할 때는 꼭 의사나 약사와 상담하시기 바랍니다.

> 변비약에 의존하면 자력으로 배변하기가 점점 더 힘들어진다.

항생 물질을 복용하면 비피두스균, 유산균 같은 장내의 이로운 균도 죽습니다. 결국 장내 환경이 나빠지지요. 변비, 설사 증상이 생기기도 합니다. 그렇다고 항생 물질은 무조건 안 된다는 뜻은 아닙니다. 의사의 지시에 따라 복용하면 됩니다.

항생 물질을 복용하면 배의 상태가 나빠지는 사람이 있습니다. 그런 경우는 식이 섬유, 발효 식품, 올리고당이 포함된 식품을 제대로 챙겨 먹어야 적어도 이로운 균의 감소를 막을 수 있습니다.

장의 힘을 키우는
가벼운 운동과 스트레칭

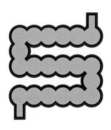

4장에서는 장의 힘을 길러 활력을 높이는
가벼운 운동과 스트레칭 방법을 소개합니다.
꾸준히 하루 10분만 투자하면
장 기능 향상에 도움이 될 거예요.

몸을 움직이면 장운동도 UP!
1회 30분 걷기의 효과

적당한 운동은 장뿐 아니라 뇌, 마음도 가뿐하게 한다

쾌장을 만들고 면역력을 높이려면 운동을 습관화합니다. 운동이 장에 좋은 건 다음의 세 가지 이유에서입니다.

● **신진대사가 활발해지고 장의 움직임이 활성화한다.**

몸을 움직이면 혈액 순환이 좋아집니다. 신진대사도 활발해지면서 장의 움직임도 좋아지지요.

● **배변에 관련된 근력이 향상된다.**

근육은 나이가 들거나 사용하지 않으면 점점 쇠퇴합니다. 약의 힘을 빌려 배변하면 본디 사용해야 할 복근, 등의 근육을 사용하지 않게 되면서 배변에 관련된 근육의 노화가 좀 더 빨리 진행됩니다.

● 자율 신경의 균형을 적절하게 맞춘다.

교감 신경과 부교감 신경이 적절한 균형을 이룰 때 심신의 건강이 유지됩니다. 특히 유산소 운동은 자율 신경의 균형을 잡아주는 데 도움이 됩니다. 장에 가장 좋은 운동은 걷기입니다. 1회에 30분 전후로 주 3회 하는 것이 이상적입니다. 걸을 때는 보폭을 조금 크게 하고 팔을 앞뒤로 크게 휘두르면서 땀이 날 정도의 속도로 걷습니다. 걷기 전에는 꼭 스트레칭으로 몸을 풀어줍니다.

걷기는 심폐 기능의 강화 및 비만, 고혈압, 당뇨병, 이상 지질 혈증, 동맥 경화의 개선에도 효과가 있습니다. 일정한 시간을 정해 걷기를 계속하면 기분도 상쾌해지지요.

일상생활 속 장을 위한 운동
- 걷기, 계단 이용하기

무리하지 않고 오래 계속할 수 있는 운동을 실천한다

업무 때문에 시간이 없어 주 3회 걷기가 무리라면 일상생활에서 걷기를 실천할 수 있는 방법은 없는지 살펴봅니다. 출근 시 조금 빨리 집을 나와 버스를 타지 않고 역까지 걷기, 이동할 때 목적지보다 한 정거장 전에 내려서 걷기, 슈퍼마켓에 갈 때는 조금 빠른 속도로 걷기, 에스컬레이터·엘리베이터 대신 계단 이용하기, 시간 여유가 있는 퇴근길에는 아이쇼핑이라도 하면서 멀리 돌아 오기를 해봅시다. 시간을 내어 30분 걷기가 힘들면 생활 속에서 30분을 걸을 수 있는 방법을 생각해 보는 것이죠.

장을 위한 운동은 매일 꾸준히 하는 게 중요합니다. 우리의 장은

주 1회 피트니스 클럽에 가서 땀을 흠뻑 흘리는 벼락치기 운동보다 매일 조금이라도 많이 걷는 걸 더 좋아합니다.

과도한 운동, 트레이닝을 하면 근육에 피로가 쌓입니다. 운동을 밥보다 더 좋아하지 않는 이상 오래 못 가지요. 가벼운 운동이 습관화되면 조금 더 강도 높은 운동을 해보고 싶을 겁니다. 생활 속에서 트레이닝을 쉽게 할 수 있는 나만의 환경을 조성하고 방법을 찾아보세요. 몇 가지 방법을 소개하겠습니다.

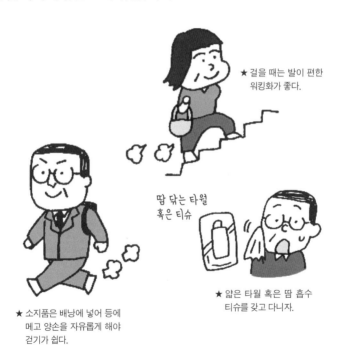

★ 걸을 때는 발이 편한 워킹화가 좋다.

땀 닦는 타월 혹은 티슈

★ 얇은 타월 혹은 땀 흡수 티슈를 갖고 다니자.

★ 소지품은 배낭에 넣어 등에 메고 양손을 자유롭게 해야 걷기가 쉽다.

장 냉증 개선과 하체 단련에 좋은
스텝 박스 운동

근육이 집중된 하체를 단련하는 게 효율적이다

걷기 운동만으로 부족하다면 스텝 박스 운동을 걷기에 추가하면
됩니다. 전신 근육의 70%가 모여 있는 하체를 단련하면 이른 시일
내에 장 냉증을 개선할 수 있습니다. 발판을 오르내리는 스텝 박스
운동으로 허벅지의 대퇴 사두근을 단련합니다. 대퇴 사두근은 우리
몸 중에서 가장 큰 근육이지요.

스텝 박스 운동은 제2의 심장이라고 일컬어지는 종아리 근육도 단
련할 수 있는 일석이조의 효과를 누릴 수 있습니다.

스텝 박스 운동

올바른 방법

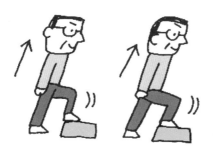

상체를 조금 앞으로 기울여 한 발씩 교대로
스텝 박스 위에 올랐다 내리기를 반복한다.

잘못된 방법

고양이 등

시선을
아래로
향함

중심이 뒤로
젖혀짐

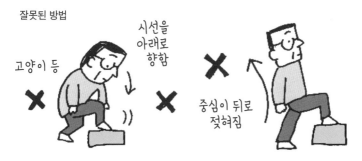

얼굴이 아래를 향하면 등이 굽는다.　　등이 일직선으로 펴지면 중심이
　　　　　　　　　　　　　　　　　　 뒤로 향한다.

★ 스텝 박스가 높을수록 부하가 늘어납니다. 처음에는 10~20cm 높이로 시작한 뒤 익숙
해지면 높이를 올립니다. 1회 10분이 적당합니다.

쾌장을 만드는
하늘 자전거 타기

하늘 자전거 타기만 해도 효과가 있다

걷기는 부상의 위험이 없고 마음만 먹으면 누구라도 간단히 언제든 할 수 있는 유산소 운동입니다. 수영, 에어로빅, 에어로 로드 바이크, 조깅도 유산소 운동으로 알맞습니다. 신체 활동을 좋아한다면 쾌장을 위해서라도 즐겁게 운동하면 됩니다.

일상생활 속 행동을 운동으로 삼으면 좋습니다. 출퇴근에 자전거를 이용해 보는 것도 괜찮습니다. 자전거를 타는 동작은 주로 하반신의 큰 근육을 사용하기에 스텝 박스 운동과 마찬가지로 대단히 효율적인 운동입니다. 또한 다리를 하늘로 올린 상태에서 자전거 페달을 밟는 흉내를 내는 하늘 자전거 타기 역시 장을 자극해서 장의 연동을 촉진하고 변비를 개선하는 효과가 있습니다.

쾌장에 좋은 하늘 자전거 타기

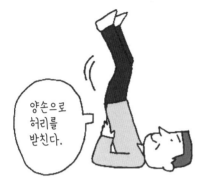

1. 누워서 허리를 들어 올린 다음 양손으로 받쳐준다. 이때 양쪽 팔꿈치는 바닥에 고정한다.

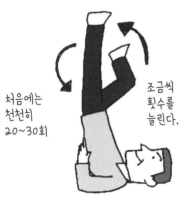

2. 그 상태에서 천천히 자전거 페달을 밟는 것처럼 다리를 움직인다. 처음에는 20~30회부터 시작해 조금씩 횟수를 늘린다.

★ 허리 상태가 좋지 않거나 요통이 있으면 삼갈 것.
★ 식사 후 30분이 경과한 다음에 할 것.

장의 활동을 도와주는
복근 운동

복근 운동으로 장을 자극한다

복근 운동은 장의 연동 운동을 외부에서 지원해 줍니다. 하복부에 힘을 주고 복근 운동을 하면 복부의 압력이 장에 가해지면서 장을 자극합니다. 복근이 약하면 자세가 나빠집니다. 무릎 통증, 허리 통증이 있다면 더 나빠집니다. 복근을 단련하면 허리둘레와 배 둘레가 단단히 조여들 뿐 아니라 내장이 정상적인 위치로 올라갑니다. 눈에 보이지 않는 장점이지요.

운동, 스트레칭은 조금씩이라도 꾸준히 하는 게 가장 좋습니다. 누구라도 간단히 할 수 있는 복근 운동을 소개합니다.

Step1

1. 양 무릎을 세우고 양손은 머리 뒤에 깍지를 낀다.

2. 천천히 머리를 들어 올려 배꼽이 보이는 위치에서 10초간 멈췄다가 원래의 자세로
돌아온다. 3회 실시한다.

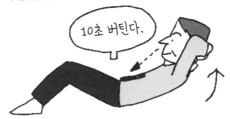

Step2

1. 누워서 천천히 양다리를 나란히 들어 올린다.

2. 천천히 내려온 다음 발꿈치를 바닥에 대지 말고 다시 1로 돌아온다. 10회 반복한다.

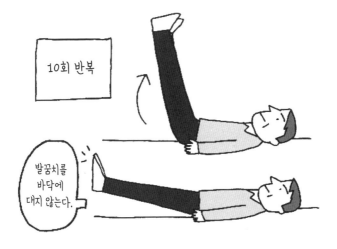

위장 컨디션이 좋아지는
드로인 운동

자투리 시간, 병행할 수 있는 시간을 활용한다

편한 자세에서 복근을 단련하는 드로인 운동은 원래 요통 환자를 위한 재활 운동이었는데 지금은 다이어트에도 효과가 있는 방법으로 많이 알려졌지요.

드로인은 배를 움푹 들어가게 하는 운동입니다. 배를 등에 붙인다는 생각으로 힘껏 집어넣습니다. 배를 안쪽으로 바싹 당겨주면 배 바깥의 근육뿐 아니라 옆구리, 등 쪽 근육에까지 자극이 가해집니다. 에너지 소비도 촉진하지요. 내장 비만을 줄여주고, 몸의 중심이 되는 부분이 단련될뿐더러 내장이 올바른 위치에 자리 잡게 해줍니다.

이러한 드로인 운동을 계속하면 위장 컨디션도 좋아집니다. 변비와 요통을 해소하고 어깨 결림, 냉증도 개선합니다. 드로인 운동을 해보면 쉽게 피곤해지지 않는 효과를 실감합니다.

드로인 운동은 특별한 도구가 필요 없습니다. 손발을 크게 움직일 일도 없습니다. 이를 닦을 때, 출퇴근하면서 지하철이나 버스를 기다릴 때처럼 자투리 시간이나 일상생활에서 다른 일과 병행할 수 있는 시간을 이용합니다.

드로인 운동

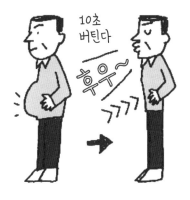

1. 서 있는 자세로 등을 곧추세우고 가슴을 활짝 편다.

2. 코로 숨을 들이마시면서 배를 한껏 부풀린다.

3. 숨을 천천히 내뱉으면서 배를 힘껏 끌어당긴다. 자연스럽게 호흡하면서 그대로 10초간 버틴다. 1~3회 반복한다.

★ 의자에 앉아서 해도 OK!

튼튼한 장을 만드는
3분 복식 호흡

스트레칭할 때도 복식 호흡을 한다

호흡 방식은 흉식 호흡과 복식 호흡이 있습니다. 흉식 호흡은 폐를 옆으로 확장해 호흡하는 방식으로 가슴과 더불어 어깨, 목구멍을 사용합니다. 복식 호흡은 횡격막을 들어 올리고 내리는 방식이지요.

복식 호흡은 요가, 기공, 스트레칭에서 자주 사용하는 호흡법으로 부교감 신경을 우세하게 해 심신 안정 효과를 얻을 수 있습니다. 스트레칭을 할 때도 복식 호흡을 병행하면 더 효과가 있습니다.

또 복식 호흡만 해도 장 마사지를 하는 효과가 있지요. 복식 호흡으로 숨을 내뱉고 들이마실 때마다 복부에 압력이 가해지면서 장에 적당한 자극을 주기 때문입니다. 업무로 인해 긴장될 때, 혹은 잠들기 전에 심신을 안정시키고 싶다면 복식 호흡을 시도해 보세요. 3분 정도 반복하면 자율 신경의 균형이 잡히면서 기분도 안정되고 장도 쾌적해집니다.

장이 좋아하는 복식 호흡

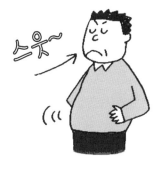

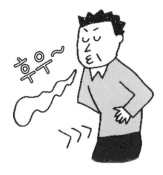

1. 의자에 앉거나 서서 할 수 있으니 편한 자세에서 하면 된다. 횡격막을 넓힌다는 느낌으로 천천히 깊게 코로 숨을 들이마셔 배를 불룩하게 만든다.

2. 횡격막을 등 쪽으로 당기는 느낌으로, 불룩한 배에서 서서히 바람을 뺀다는 생각으로 천천히 입으로 숨을 내쉰다.

장이 편안해지는
스트레칭

숙면을 위해 하루의 마감을 스트레칭으로!

장의 움직임이 활발하다는 것은 부교감 신경이 우세하다는 것으로, 심신이 안정된 상태입니다. 반대로 몸이나 마음의 긴장 상태가 계속되면 교감 신경이 우세하기에 장의 움직임이 저조하지요. 이때는 변비에 걸리기 쉽고 면역력도 떨어집니다.

오늘은 무척 바빠서 종일 정신이 없었다거나, 회의 혹은 프레젠테이션에서 긴장하는 바람에 피곤했다거나, 이상하게 기운이 떨어진다면 그날의 마무리로 천천히 스트레칭을 하면서 장을 느긋하게 해줍니다. 호흡은 되도록 복식 호흡을 권합니다. 특히 목욕 후 자기 전에 스트레칭을 하면 기분 좋게 숙면할 수 있습니다.

Step1

1. 바닥에 누워 양 무릎을 감싸 안는다. 이때 허리가 들리지 않도록 주의한다.

2. 턱을 가볍게 당겨 천천히 5회 호흡한다. 그다음 해변 백사장에 눕듯이 양손과
   양다리를 쭉 편다.

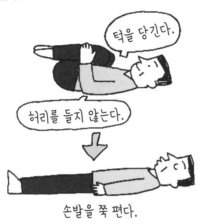

손발을 쭉 편다.

Step2

1. 엎드린 자세로 상반신만 일으킨다.

2. 골반을 빙글빙글 돌리듯 좌우로 움직여
   장을 자극한다.

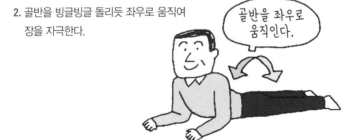

장내 가스를 빼주는
복부 비틀기 스트레칭

직접 자극을 가해 장을 활성화한다

복부를 주물럭거리거나 비트는 것은 장에 직접적인 자극을 줍니다. 주물럭거리기와 비틀기를 반복하면 배 둘레의 근육이 단련되고 장의 움직임이 활발해지면서 장에 고인 가스도 잘 빠집니다. 걷기, 복근 운동과 함께 복부 비틀기 스트레칭을 꼭 해보세요.

다음에 소개하는 두 가지 스트레칭을 일하는 도중에, 혹은 TV를 보면서 조금씩 꾸준히 합니다. 똑같은 동작을 선 채로 해도 무방합니다.

Step1

가로 비틀기

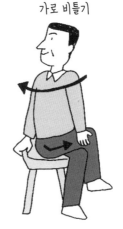

1. 안정된 의자에 앉아 다리를 왼쪽 방향으로 꼰다. 꼰 다리를 손으로 누르면서 상반신과 하반신을 서로 반대 방향으로 비튼다. 그 자세로 30초간 버틴다. 끝나면 5회 심호흡한다.

2. 다리를 오른쪽 방향으로 꼰 다음 1번 동작을 반복한다.

Step2

세로 비틀기

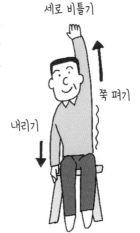

쭉 펴기

내리기

1. 안정된 의자에 앉아 한 손을 위로 올려 몸을 옆으로 살짝 기울인다. 올린 손의 옆구리를 쭉 편다. 반대편 손은 30초에 걸쳐 밑으로 조금씩 내린다. 끝나면 5회 심호흡한다.

2. 이번에는 반대편 손으로 1번 동작을 반복한다.

장에 고인 가스를 빼주는
장 마사지 4가지

장 마사지는 순서가 중요하다

장 기능이 떨어져 설사, 변비 같은 배변 장애가 자주 생기면 장에 가스가 차서 배가 답답하다고 느낍니다. 특히 오랫동안 앉아서 일하면 장에 가스가 쌓이기 쉬운 자세나 상태가 됩니다. 마사지로 장내 가스를 빼내서 배를 시원하게 만들 수 있습니다.

장 마사지는 방법도 중요하지만 직장을 자극하는 다음 순서를 명심해야 합니다. ① 몸의 왼쪽이 바닥에 닿게 옆으로 누워 상행 결장부터 시작해 횡행 결장을 마사지, ② 누워서 마사지, ③ 몸의 오른쪽이 바닥에 닿게 옆으로 누워 하행 결장부터 시작해 S상 결장을 마사지, ④ 엎드려서 심호흡으로 직장을 자극. 특히 마사지할 때 대장을 자극하고 있는지를 꼭 의식하면서 실시합니다.

장내 가스 빼는 마사지

장의 활동을 외부에서 부드럽게 돕고, 장내에 쌓인 가스가 빠지기 쉽게 해줍니다. 과식했거나 배가 답답할 때 실시합니다. 장에 가스가 잘 고이는 사람은 매일 계속하면 효과가 있습니다.

1. 상행 결장에서 시작해 횡행 결장을 자극

베개를 왼쪽 옆구리에 대고 옆으로 눕는다. 오른손 손바닥으로 왼쪽 옆구리에서 배 중앙 쪽을 직선 방향으로 쓸어 올리면서 2~3분간 마사지한다. (왼쪽 옆구리에 고인 가스를 배의 중앙(횡행 결장)으로 이동시키는 동작)

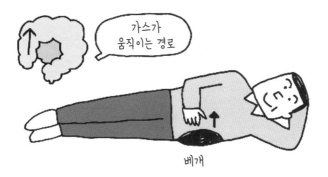

가스가
움직이는 경로

베개

2. 횡행 결장에서 시작해 하행 결장을 마사지

누워서 오른손 손바닥으로 오른쪽 옆구리에서 왼쪽 옆구리 쪽으로 문지르면서 2~3분간 마사지한다. (가스를 배의 왼쪽(하행 결장)으로 이동시키는 동작)

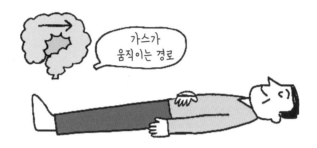

3. 하행 결장에서 시작해 S상 결장을 자극

오른쪽 옆구리가 바닥에 닿게 옆으로 눕는다. 왼손 손바닥으로 오른쪽 옆구리의 윗부분에서 경사진 각도로 쓸어 올리면서 2~3분간 마사지한다. (가스를 배의 왼쪽, S상 결장으로 이동시키는 동작)

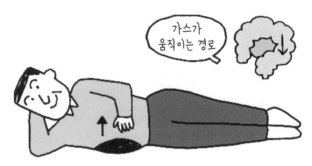

4. S상 결장에서 시작해 직장으로 이동

배 밑에 베개를 깔고 엎드린다. 2~3분간 천천히 심호흡(복식 호흡)한다. (가스를 직장으로 이동시키는 동작)

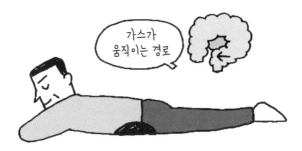

★ 시간 여유가 없다면 몸의 오른쪽이 바닥에 닿도록 옆으로 눕고 시계 방향으로 배만 마사지해도 좋다.
★ 너무 세게 주무르지 않는다.

1년 중 1월과 8월은 변비에 걸리기 쉬운 달

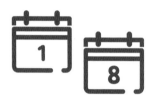

변비 증세가 늘어나는 시기는 1월과 8월입니다. 1월은 새해를 맞아 휴가, 귀성, 여행 등을 하면서 평소와 다른 식생활, 행동, 생활 리듬이 끼어듭니다. 거기다 날씨가 추워 혈류가 나빠지고 장의 활동도 저하되기 쉽습니다. 8월은 여름휴가가 있어 역시 장내 환경에 영향을 끼칩니다. 또한 날씨가 더워 수분을 섭취해도 땀으로 금세 배출되기에 장에 충분한 수분이 도달하지 않아 변비에 걸리기 쉽습니다.

바깥과 실내의 온도 차 역시 장의 리듬을 흐트러뜨리는 큰 요인인데, 1월과 8월은 각각 난방과 냉방으로 인해 실내외 온도 차가 심합니다.

따라서 1월과 8월은 변비에 걸리기 쉬운 계절이라는 점을 인식하고 식사, 생활 습관에 특히 신경을 써야 합니다.

변비가 없어야 오래 산다

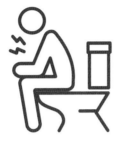

1988~1993년 미국 미네소타주에서 20세 이상 성인을 대상으로 소화 기관 증상 평가에 관한 설문 조사를 진행했습니다. 이 중 3,933개의 사례를 선별해 2008년까지의 생존율을 조사한 자료가 있습니다. 만성적 변비가 없는 사람이 각종 질환에 잘 걸리지 않을 뿐더러 생존율도 높았습니다. 즉 건강하게 오래 살고 있다는 말이지요. 이 결과를 보면 변비를 우습게 여기지 말고 되도록 빠른 시일에 해결할수록 좋다는 것을 알 수 있습니다.

남성보다 여성이 변비에 걸리기 쉽지만, 성별과 관계없이 잦은 다이어트나 극단적인 당질 제한은 변비를 악화시킵니다. 다시 한번 강조하지만 쾌장을 유지하려면 당질 제한이나 다이어트는 그야말로 적당히 하는 게 좋습니다.

참고 문헌

『핸디 북, 장을 따뜻하게 해주는 음식과 섭취 방법』(마쓰이케 쓰네오 지음)

『나이 들면 장을 차갑게 하지 않아야』(마쓰이케 쓰네오 지음)

『장의 수명이 노화를 방지한다』(마쓰이케 쓰네오 지음)

『장의 면역력을 높이면 수명도 길어진다』(마쓰이케 쓰네오 지음)

『매일 실천하는 장의 생활』(마쓰이케 쓰네오 지음)

『전문의가 추천하는 쾌장 건강법』(마쓰이케 쓰네오 지음)

『재밌게 알아가는 장의 새로운 상식』(마쓰이케 쓰네오 지음)